まとめてみた

マッチングと国試対策 第2版

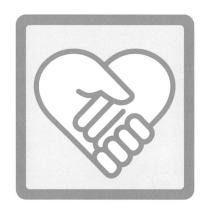

天沢ヒロ

医学書院

〈シリーズ まとめてみた〉マッチングと国試対策

発　行　2016 年 2 月 1 日　第 1 版第 1 刷
　　　　2020 年 10 月 15 日　第 1 版第 3 刷
　　　　2021 年 9 月 15 日　第 2 版第 1 刷©
　　　　2023 年 6 月 1 日　第 2 版第 2 刷

著　者　天沢ヒロ

発行者　株式会社　医学書院
　　　　代表取締役　金原　俊
　　　　〒113-8719　東京都文京区本郷 1-28-23
　　　　電話　03-3817-5600(社内案内)

印刷・製本　横山印刷

ISBN978-4-260-04746-3

みなさん，こんにちは！
天沢ヒロです．

今回改訂に至った最大の理由は，**自分が採用する立場になったからで**す．初版ではいかにして希望する病院に採用されるかのノウハウを語り，皆さんの先輩たちから好評をいただきました．今回「採用する側の視点」が加わったことで，より一層の深みを加えられたのではないかと自負しています．

本書が世に出たばかりの頃は，まだ私も若手だったので強く言うことができませんでした．しかし，今ならはっきり言えます．

初期研修をどこで行ったかは価値がある

もちろん，初期研修をどこで行ったかは1つの指標でしかありません．いい病院で研修したからといって，いい医師になるとも限りません．ですが，どこの大学を出たか，どこの病院で研修をしたかというのは**一生ついてまわる**ものです．

残念ながら，この世界では**肩書きだけで評価する人**が一定数いるのも事実です．皆さんの周りにも，過剰に学歴を気にする人がいませんか？旧帝大とか，国立とか，私立とか，ランキングで○○大学より上だとか……．それをくだらないと思う人もいれば，本当に学歴だけで人間の価値を推し量る人もいますよね．

私自身は，他人の評価や肩書きというのはほとんど気にしません．ただ，有名大学を出て，有名病院で研修をしたことで，色々な面で守られていたのかもしれないな，と感じる場面があったのも事実です．本書だって，もしわたしが有名病院で研修をしていなければ，出版してもらえなかったかもしれません(笑)．

　もちろん，有名病院が良い！という話ではありません．大事なのは，自分のキャリアの第一歩として相応しい研修先かどうかです．昨今，医師の働き方というのは多様化しています．医局に入って，大学院に入って，専門医をとって，博士号をとって……という従来のキャリア一本で行くならば，初期研修をどこで行ったかというのはそこまで関係ないのかもしれません．しかし，そうでない道を選ぶ可能性が少しでもあるならば，ここはかなり意識しておかないと，将来損をする可能性があります．

　それだけを分かってもらえれば，今のところは十分です．二度と戻らないこのチャンスに対し，できるだけ皆さんの可能性を広げるのが本書の役割です．最近では，希望する病院にマッチする人のほとんどが本書を読んでいますから，読むだけで受かるという状況ではなくなりました（全体のレベルが上がったのは嬉しいような悲しいような，複雑ですね^^;)．ですが，本書をただ読んだだけの人と，本書を読んできちんと実践できる人とでは，まだまだ大きな差が生じることでしょう．ぜひ何度も何度も熟読して，本書のノウハウをマスターしてください．

2021 年 7 月

天沢ヒロ

マッチング.

それは，卒業試験・医師国家試験とともに，医学部 6 年間を締めくくるにふさわしいイベントの 1 つです.

マッチング関連の書籍はすでにいくつか存在しますが，
「実践でもっと使える方法論が欲しい」
「ぶっちゃけたことをもっと知りたい」
「人気病院にも対応できる本が欲しい」
「マッチングってなにから始めたらいいの？」
……などと，多くの医学生が迷いながら進んでいることを肌で感じています.

皆さんが医師として活躍する頃には，医学部定員の増加や専門医制度の変革の影響をモロに受けるので，いずれ自分の将来を決める上で誰かと競争しなければならない場面が必ず出てくることでしょう. そのため，どのような研修を行ったかというのは非常に重要なファクターになるといわれています. 特に初期研修をどこで行ったかというのは出身大学よりも重視される傾向にあるので，しっかりマッチングに取り組むのは国試以上に重要といえるかもしれません.

マッチングは人が人を選ぶという行為であり，ある程度不確定要素が絡むため，色々な意見が出てくるのは当然です. 有益な情報だけならよ

いですが，流れてくる情報の中には皆さんを混乱させてしまうマイナスの情報も含まれています．……そして，その多くが皆さんの進路を変えてしまうほどの大きなパワーを持っているので，困ったものです．

　マッチングは自分の将来を決めていく大切な過程です．「進路」という自分の道を誤らずに進むためには，**一本根幹となる指針**が必要ですよね．

　そこで私の出番です．

　本書の前半は主に外してはいけないポイントを，後半は自分自身をより活かすための**著者オリジナルの方法論**が満載になっています．本書を読みきったあとには不思議と力が湧いてくることでしょう．そして，人間的にも成長できる，そんな本を目指して作成しました．もちろん，**楽しく読めつつ分かりやすい**という「まとめてみたシリーズ」に共通するコンセプトは外しておりません(^^)！　皆さんが本書を読んで活躍することを心から願っております．

　(……買って良かった！って言ってもらえたら，嬉しいなぁ)

　2016年1月

天沢ヒロ

装丁・本文デザイン　加藤愛子（オフィスキントン）

マッチング・医師国試の体験談をお寄せください
〔宛先〕　〒113-8719　東京都文京区本郷 1-28-23
　　　　　㈱医学書院　医学書籍編集部
　　　　　シリーズまとめてみた　担当係

医学生の就職活動

第 1 章

医学生の就職活動(以下,就活)は,とにかく「簡単」だと誤解されがちです.たしかに一般の就活生と比べれば,そうなのかもしれません.一般の就活生たちは一生の就職先になりうるわけですから,全体のレベルが上がるのもいわば必然です.一方,医学生の場合は「臨床研修などたかが2年間のこと」と軽視する人も少なくありません.国家試験さえ通ればほぼ必ずどこかには就職できる状況であり,「どこでもいいやー」と開き直ってしまう人もいるくらいです.

しかしここ最近,医学生の就活(以下,マッチング)にしっかり取り組む人が確実に増えていることは見逃せない事実です.マッチングに真剣に向き合わないのは,ハッキリ言ってすごくもったいない!!　初期研修は,自分の可能性を大きく広げてくれる人生の分岐点になりえます.これは決して大げさではありません.なぜなら,この機を逃すと就職先を自由に決めるのは難しいからです.レールに乗っているだけでは勤めることのできない病院や新たな人との出会いを作ることができるまたとないチャンスというわけです.これは,"研修医"というフラットな身分だからこそできることで,二度と取り戻せない時間です.

また,マッチング対策に真剣に取り組むことにより,社会人としての第一歩を学ぶことにもつながります.皆さんは研修医と同時に社会人になるわけですが,研修生活がはじまると日々の業務や勉強に追われてしまうのが現実です.社会人としての言葉遣いやマナーなどについては,いまこの時から学んでおかなければ,将来困る瞬間が必ずやってきます.どんなに医学的知識・技術に優れていても,そんな人は社会に出れば「そんなこともできない人」というレッテルを貼られてしまい,変なところで損をしてしまうことは必至です.自分にはマッチング対策など関係ないと思っていた人も,一度は本当にそうなのか?と考え直した方がよいで

しょう.「医師だから」と特別視された時代はもう終わったのです.

●AMASAWA'S PEARL●

| 受かる人 | マッチングを一大イベントだと考えている |
| 受からない人 | マッチングの重要性に気がついていない |

　さて，そうは言っても，毎年のマッチング結果は第 1 希望者までで約80％，第 2 希望者までで約90％，第 3 希望者までで約95％，アンマッチ者は数％の割合です．つまり，**8 割近くが第 1 志望にマッチし，学年で 4～5 人くらいしかアンマッチにならない**ということですね．

　データだけをみると非常に余裕な気がしますよね．しかし，実際はそんなに甘くありません．特に**人気病院を受ける人にとって，このデータは全く参考になりません**．

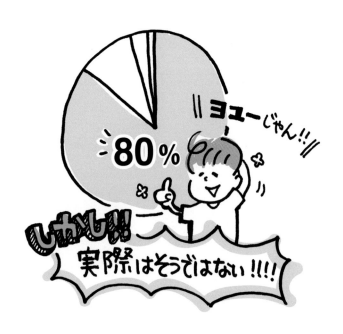

この本を手にとってくれた人は，おそらくマッチングについて期待と不安を抱いた意欲のある人だと思います．そんな中には，絶対に人気病院で研修を受けたい！！と思っている人もいるでしょう．著者の印象では，人気病院を受けた人で実際に希望通りいった人は**5割以下**です．少々不安を強くしてしまったかもしれませんが，年々関心の高まっている初期研修ですので，人気病院へのマッチングは**今後どんどん難化する**ことが予想されます．

　著者は希望通り，某人気病院にマッチすることができました．もうだいぶ昔の話ですが……(笑)，今でもマッチング対策に本気で取り組んで良かった！と心から思っています．その経験から，後輩にあたる皆さんにとって少しでも役に立てば……と考え，本書を作った次第です．

　これから，具体的な How to について色々とお話しますが，その前に1つだけ，どうしても知っておいて欲しいことがあります．それは，**そもそも勝負の土俵に上がれていない医学生があまりにも多い**ということ．つまり，筆記試験や面接試験などの前段階である**マッチング対策で大きな差(合否)がついている**のです．

●AMASAWA'S PEARL●

受かる人	**マッチング対策は自分次第だと考えている**
受からない人	**マッチング対策は運や才能だと考えている**

1-3 アルゴリズムの仕組み

　マッチング対策のことを調べると，まずアルゴリズムの仕組みについての説明がよく出てきますが，本書では割愛します．なぜかというと，この先お話する内容を理解していただければ，特に必要性を感じないためです．もし仕組みを詳しく知りたければ，マッチング協議会の HP にアルゴリズムの図解があるので，そちらを参照するとよいでしょう (https://www.jrmp.jp/).

　あえて皆さんが知っておくとすれば，このシステムは**学生側に圧倒的に有利**であるという点です．病院側の立場としては来てくれた人の中からしか選べませんが，皆さんは自分の好きな病院をいくらでも選べるからです．難しい話などは不要で，**行きたい病院を素直に選べばいい**というシンプルな考え方が，結局マッチングにおいて一番うまくいきます．

●AMASAWA'S PEARL●

| 受かる人 | 概要をつかんだら，次の行動に移る |
| 受からない人 | 細かい仕組みやルールに囚われて動けない |

1-4 マッチング対策は5年生からスタートが理想

　まず初めに思うのは、「いつからマッチング対策をすべきなのだろう？」ということでしょう．もちろん，早ければ早いほど可能性が広がるかもしれません．しかし，病院見学については遅すぎるのも早すぎるのもダメというのがポイント．

　著者としては，4年生で見学に行くことはおすすめしません．自大学の病院実習も大してまわっていないのに，外病院へ見学に来るなど失礼！という評価をくらう可能性があるためです．研修医も4年生の相手なんてしたくないというのが本音です．

　もちろん，6年生の夏ギリギリに行って，「ここが第1志望です！」なんて言っても，低評価は必至でしょう(笑)．ときどきそれでも受かったという話を聞きますが，よほどその人がスゴイ……ということではなく，その病院に集まったライバルが大したことなかっただけです．マッチングはお見合いそのもの．ルーズな人は，ルーズな人が集まるところに採用されているだけの話です．

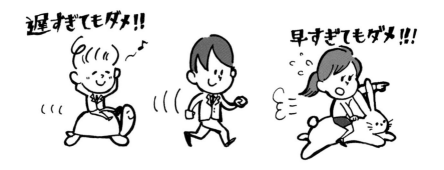

さて，出だしから厳しい文言が続いてしまいましたが，本書を読めば**マッチング対策は完璧**になります．土俵に立つことができれば，あとは自分の実力を発揮するだけ．本書を読んだ皆さん全員が，見事希望する病院へ受かることを心から願っています．そして見事希望する病院に受かったら，**後輩たちに「思っているよりも，早めにマッチング対策をすべき」**と言ってあげてください．

● AMASAWA'S PEARL ●

受かる人	自分の将来をきちんと考え，早くから行動している
受からない人	どこか人任せになっており，後手の行動になっている

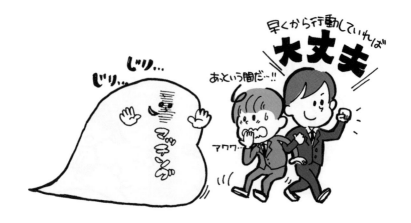

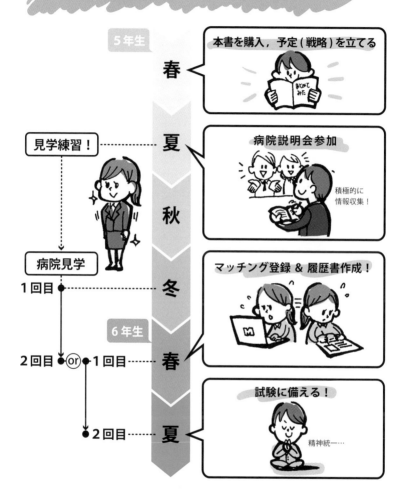

★ 理 想 的 な ス ケ ジ ュ ー ル ★

5年生

春 → 本書を購入，予定(戦略)を立てる

見学練習！

夏 → 病院説明会参加

積極的に
情報収集！

秋

病院見学

1回目 ●

冬 → マッチング登録 & 履歴書作成！

6年生

2回目 ● or ●1回目

春 → 試験に備える！

●2回目

夏

精神統一…

行きたい病院を見つける　第 2 章

2-1 病院探しは自分1人でやろう！

　マッチング対策で最も大変な作業の1つが，「**行きたい病院をみつける**」ことです．真剣に取り組むほど，時間と手間のかかる作業になるのは間違いありません．

　病院は無数にあるので，「ここの病院どうだろうか？」と目星をつけるだけでも一苦労です．というか……「あーめんどい！」と投げ出したくなることでしょう(笑)．はじめから自分に合う病院を見つけられる人なんていません．むしろ，探せば探すほど「よく分からん」という感想を抱くものです(^^;)．

　もしも候補がなかなか見つけられない人は，人気病院を視野に入れるのも手です．**人気があるということは，先輩たちが良いと感じた病院**だということ．1から探すよりも先人たちの知恵を借りる方が，自分に合った病院を見つけられる可能性が高いかもしれません．ランキング表を載せておきますので，参考にしてください(**表1**)．

■ 軸を決める

　病院を選ぶ上で基本的な軸になってくるのは，**給料・立地・指導体制**の3つです．この中でどれを重視するかは人それぞれなので，絶対にどれが正しいということはありません．お金はいらないけれどバリバリ働きたい人，彼氏/彼女と離れたくないから遠くには行きたくない人，とにかくお金が欲しい人，など目的はさまざまです．いずれにせよ，きちんと調べればそのニーズに合った病院が見つかるはずなので，まずは自分が**どれを主軸にするのかを明確化しましょう**．ちなみにですが，3つ揃う病院は滅多にありません．強いていうならば，すべて揃っているところが**人気病院**なのかもしれませんね．

■ 表 1　ランキング（2019）〜関東バージョン（第 1 志望のみ）〜

1. 武蔵野赤十字病院：5.4 倍
2. NTT 東日本関東病院：3.8 倍
3. 東京都立広尾病院：3.8 倍
4. 横浜南共済病院：3.8 倍
5. 横浜市立みなと赤十字病院：3.4 倍
6. 東京都健康長寿医療センター：3.2 倍
7. 横浜市立市民病院：3.1 倍
8. さいたま赤十字病院：3.1 倍
9. 横浜労災病院：2.8 倍
10. 虎の門病院：2.8 倍
11. 東京警察病院：2.8 倍
12. 関東労災病院：2.7 倍
13. 公共財団法人東京都保健医療公社豊島病院：2.5 倍
14. 国立病院機構仙台医療センター：2.4 倍
15. 聖路加国際病院：2.3 倍
16. 国立国際医療研究センター国府台病院：2.3 倍
17. 地域医療機能推進機構東京山手メディカルセンター：2.3 倍
18. 聖隷浜松病院：2.2 倍
19. 地域医療機能推進機構東京新宿メディカルセンター：2.1 倍
20. 済生会横浜市東部病院：2.1 倍
21. 亀田総合病院：2.0 倍
22. 国立国際医療研究センター：2.0 倍
23. 河北総合病院：2.0 倍
24. 東京都立松沢病院：2.0 倍
25. 東京都立大塚病院：2.0 倍

※ 小数点第 1 位まで（小数点第 2 位は四捨五入）

※ 応募人数が 6 人以上に限定

また，自分は母校で研修するから関係ない！と思っている人も，１度は人気病院に見学に行くことをオススメします．なぜ人気なのか，そこには必ず理由があります．**色々な病院をしがらみゼロで見学できるのは学生のうちにしかできないことであり，２度と戻ってこないチャンスです**．もちろん，勉強や部活などで忙しい人も多いのは知っていますが，それらを理由にこの時期を逃してしまい，後悔している先輩たちを数多く見てきました．

　ちょっと人気病院のオススメが続いてしまいましたが，わたしは人気病院こそが正義と言いたいわけではありません．しかし，自分の視野を広げることは有意義なものになるのは間違いありません．**自分で見て回った上で研修先を決めることをせずに，納得のいく研修生活を送ることは不可能です**．最初はとても面倒に感じると思いますが，数年後に「あのとき，いろいろな病院を見ておいて良かったー！！」と言ってもらえる自信があります．

● AMASAWA'S PEARL ●

| 受かる人 | さまざまな病院を検討し，自分に合った研修先を見つける |
| 受からない人 | 狭い世界から抜けだす気力がない |

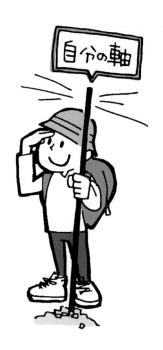

お金は大事だよ

　学生の頃は「お金なんてどうでもいい．とにかくバリバリ働きたい！」と思っていました．しかし，いざ働いてみると「お金の力も大事だな〜」と思うことも少なくないものです．

　当直の終わりかけの時間帯．身体が悲鳴を上げはじめる時間帯．「当直代をこれだけもらっているんだから，最後まで頑張らなきゃ！」という瞬間が必ずやってきます．ときどき "ボランティア""勉強" という名目で無給の当直を行っている病院もあるそうですが，"質の確保" はどのように行っているのか不思議に思います．

　モチベーションのみで 2 年間の研修を乗り切れる人は皆無です．著者が研修医の頃は，「当直明けは必ず美味しいものを食べに行く」という楽しみを作ることで，当直のパフォーマンスをより高みへ持っていくことに成功しました．いかに学ぶかという目線も大切ですが，2 年間心身ともに健康で研修するというのも実はハードルの高いことだったりします．

　別に著者と同じように食事に重きを置く必要はありませんが（笑），モチベーションが低くなったときの防波堤みたいなものを各々用意しておくことをオススメします．"未来" も大切ですが，"今" も大切に生きて欲しいなぁ．

病院選びの際に必ず話題にあがるのが，大学病院 or 市中病院のどちらが良いかということ．これに対するよくある回答が，「**大学病院と市中病院それぞれメリット・デメリットがあるから，どちらを選んでも間違いではない**」というものです．

これは確かにその通りなのですが，著者はこの疑問で悩む人はそもそも本質的なところに問題があると思っています．

結論からいえば，この悩みを持つ人は**自分のことがよく分かっていない人**です．「そんなばかな！」と反論したくなったかもしれませんが，実は著者がマッチングに真剣に取り組んで欲しい理由の1つがこれです．頭の良い医学生には腐るほど会ってきましたが，自分のことをきちんと分かっている医学生にはなかなか出会いません．正解のあるもの(テストなど)は得意でも，将来なにがやりたいかなど，**答えのないものを想像するのは苦手な人が多い**印象です．

そこでまずすべきことは，**自分が将来なにをやりたいのかを真剣に考えてみる**ことです．それさえ決まってしまえば，**研修生活をどのように過ごせばいいのか**がおのずと見えてきますし，大学病院 or 市中病院のどちらが良いかなどという疑問を持つことはなくなるんですよね．

ものすごく考えたけれど，やっぱり将来どうしたらいいか分からないという人は，**研修生活で自分のやりたいことを見つける**という目標を持つのはいかがでしょうか．そうすれば色々な価値観を持った人が集まるところを希望するでしょうし，それこそ人気病院に行けばなにか見つかるかも？と期待できるかもしれません．

ちなみにですが，一人前の医師になりたい！とか，教授になりたい！とか，そういうのは考えたうちには含みませんからね(笑)．もっと具体的に5年後・10年後の自分を描けるのが理想です．

受かる人	未来の自分がみえていて，それに沿った行動ができる
受からない人	常に「なんとなく」がつきまとって行動している

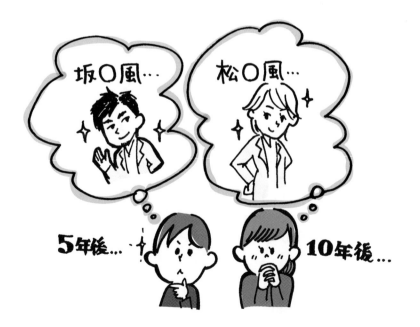

見かけの数値に騙されない

さて，先ほどのランキング表（**表1**）をみて，「なんだ，一番倍率が高くても5.4倍か〜」と安心した皆さん，残念ながらこれは**最低倍率**です．つまり，**実際はもっと難しいということ**．

この倍率はあくまで**第1志望者のみの倍率**です．つまり，実際の志望者数はもっと多いわけですね．これを知らずに試験会場に行くと，あまりの志望者数にびっくりしてしまうかもしれません．「2倍と思っていたのに，10倍くらい人がいるぞ〜(汗)」というところも結構あります．

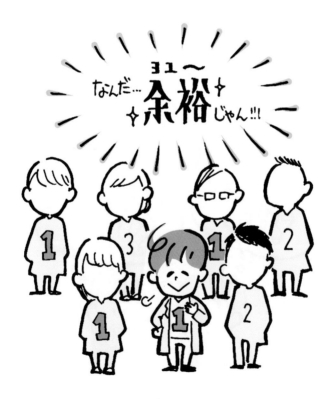

また，実際の倍率よりも非常に低く見積もられている病院もあります．これはどういう状況かというと，筆記試験などで 1 次選考が行われている病院です．開示されている数はあくまで，マッチング試験後に登録された中間発表の人数に過ぎません．そのため，すでに自分が落ちたと分かった病院は絶対にマッチング登録していないのです．例えば横浜労災病院では 2.8 倍となっていますが，実際は筆記試験で人数が絞られており，この 2.8 倍という倍率は筆記試験で絞られた人＆第 1 志望にしている人の倍率ということになります．そのため，このランキング表は素直に上から人気順とは限らないのもミソです．

　ちなみにですが，志望者数も公表されているので，そちらと合わせて分析するとよいでしょう．志望者数が多いのに第 1 志望者が少ない病院

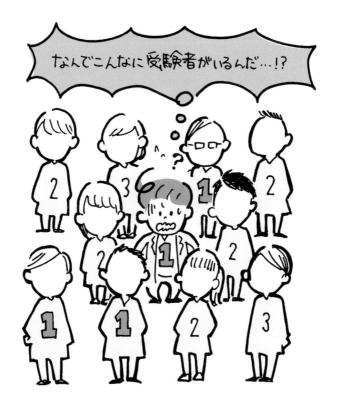

は，すべり止めとして受ける人が多いのだろう，などの分析もできるようになるかと思います．応募人数に対して5倍近くの人が受けているのに，採用段階では定員割れしている病院などザラにありますからね(笑).

●AMASAWA'S PEARL●

受かる人	数値の解釈がきちんとできる
受からない人	数値をありのままに信じてしまう

　ここまでくれば，マッチング対策の必要性は徐々に理解いただけたと思います．それでは,そろそろ本題に入っていきましょう.「自分には無理だ……」と不安に思ってしまったかもしれませんが，安心してください．本書をしっかり読みこみ実践することができれば，**希望する病院へ行ける確率は**グンッと上がることをお約束します.

■ 受験と同じ決め方をしてはいけない

　病院選びは自分の軸が大事だと言いました．そのため，どの病院がよいかは1人1人異なるので,普遍的なアドバイスはできません．しかし,**どのように候補を見つければいいのか**ということはアドバイスすることができます.

　結論からいえば,**第1志望を3つ作るべき**です．いくつもの病院をリサーチすればわかると思いますが，どの病院にもメリット・デメリットが必ずあります．完璧な病院は存在しません．それでも自分の軸と照らし合わせると,「ここで研修したい！」という病院が見つかるはずです.そのときに**1か所で終わりにしない**ことがポイントです．本気でやるとめちゃくちゃしんどい作業なので，1か所見つけるとそこで終わりにしたくなります．その気持ちはすごく分かります．ですが，そこでもう1歩踏ん張れると未来の自分への貯金となるので，ファイト！

　よくみかける……けどオススメしないやり方は，次の通りです．

第1志望：行きたい病院
第2志望：まぁまぁの病院
第3志望：自分の出身大学病院

受験のときと同じテンションで決めると，こうなります．これだと第2志望以下の病院にマッチしたときに，がっかりする可能性が高いですね．どうしても行きたい病院が1つしか見つからない場合は仕方がないかもしれませんが，よく調べもせずにこのパターンをとると，必ず後悔します．

一方，著者のオススメするやり方は，

第1志望：行きたい病院①，行きたい病院②，行きたい病院③
第4志望：すべり止め

これは労力こそかかるものの，最もリスクの少ない方法と言えます．つまり，同じくらい行きたい病院を3つ見つけるのです．多少の優劣は出てくるかもしれませんが，これならばどこにマッチしても満足できますし，医師人生において良いスタートが切れることでしょう．

■ 後悔しない生き方を目指そう

たまに，「研修は本人次第．どこでも一緒」などと言う人がいますが，自分の希望した病院に行けずに研修をする人と，自分の希望した病院で研修をする人では間違いなく大きな差が生まれます．どちらにせよ，2年間の研修生活で嫌なことはあるでしょう．しかしそんなときに，「自分で選んだことなんだから頑張ろう！」と思えるか，「だから，この病院は嫌だったんだよ……」と思ってしまうかの差はめちゃ大きいです．自分の今置かれている環境で最大限努力することは立派な志だとは思いますが，環境を選べたのにそれを一生懸命やらなかった人が「研修はどこでも一緒」と言っても，負け惜しみにしか聞こえません．優秀な人ほどここの努力を怠らないとつくづく思います．話が逸れてしまいましたが，希望した病院で研修することができれば，その後の医師人生に大きくプラスになるのは間違いありませんし，研修生活も充実すると思います．病院選

びの重要性は語っても語り尽くせません.

■ 志望する病院を決めるためには

　最終的には見学時に得た情報と合わせて判断をします. 逆算すると, 3つの行きたい病院を見つけるためには, **それ以上に見学する病院が必要になる**ということです. マッチングはまだ先という意識だったかもしれませんが, 意外とやることが多いんですよ(^^;). なお, 見学する病院は気軽に選んでかまいません.「人気病院だから」「給料が高いから」「都会にあるから」「○○先生がいるから」「○○科が有名だから」「先輩が行っているから」, どんな理由でも OK です. **とにかく第一歩を踏み出すこと.** 見学してみると意外と良かったり, 逆に冷めたりと, **見学後に心変わりすることは大いにありえること**です.

■ 正しい情報を仕入れよう

　病院選びで最も注意して欲しいのは, **細かな情報にとらわれ過ぎない**ことです. 特に**ネットに落ちている情報を鵜呑みにしてはいけません.** 本当に価値ある情報は**自分の足を使わなければ絶対に得ることはできません.** これはマッチングに限った話ではありませんが, ラクして手に入る情報に価値なし!

● AMASAWA'S PEARL ●

| 受かる人 | 勝負は病院探しから始まっていることを心得ている |
| 受からない人 | 面倒くさがり,「研修なんてどこでも一緒」とぼやいている |

　見学に行ってみようかなという病院をいくつか pick up したら，予定表の作成も同時に行っておきましょう．**大まかなスケジュールを立てておくことで行動しやすくなります．** これを決めておかないと，なぁなぁに時が過ぎてしまい，あっという間に試験本番になってしまいますよ．

　例を挙げるとこんな感じ．大学ごとにスケジュールは異なるので，各々の状況に合わせて柔軟に対応してください．**後期研修のときにも多くの**

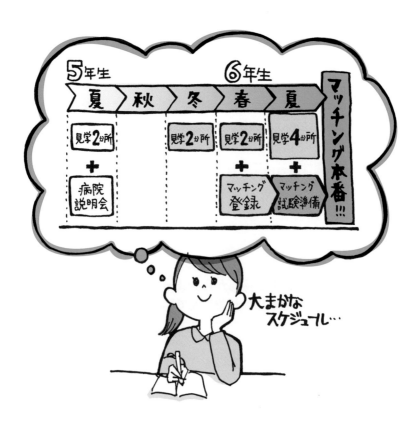

病院を見学した経験は必ず生きてくるので，なるべく多く見学したいところです．少なくとも，5年生の夏に1回は見学に行っておくべきです．

■ 病院見学ができる日数を計算してみよう！

予定表が完成すると気づくと思いますが，実際に見学できる日数は意外と少ないです．外病院に出さぬよう囲い込みされている大学の場合は，なおさらでしょうね(笑)．

「オレは夏休みに10か所見学するから，冬と春は遊ぶんだ！！」と考えている人もいるかもしれませんが，その詰め込み計画はまず無理です．病院によっては日程調整が直前に決まったり，見学の申込そのもののハードルが高かったりと，思うようにいかないことが多々あるからです．

また，病院見学はめちゃくちゃ疲れます．著者は体力に自信がありましたが，3日間連続で3つの異なる病院を見学したときには，かなりしんどかった記憶がありますね．気疲れが8割くらい……かな．もし連チャンするにしても，病院見学に慣れてからの方がいいと思います．

● AMASAWA'S PEARL ●

| 受かる人 | 予定を早めに立てて，いつなにをすれば良いかが分かっている |
| 受からない人 | 無計画に思いつきで行動する |

見学は思っているより数をこなせないことが分かっていただけたことでしょう．著者の友人で一番多かった人でも 13 か所でした．それは例外として，5〜6 か所くらい行ければいい方だと思います．つまり，行きたい病院を 3 つ作るために病院見学を無限にするという戦法は使えません．見学する病院は気軽に決めていいと言いましたが，その数にも限りがあることは知っておくべきでしょう．

■ 見学にも練習が必要？

「見学」は大学病院や関連病院の実習とは異なり，書類作成や身だしなみなど気を遣うところが格段に増えます．最初からうまくいく人なんていません．最初は必ず何かしらの失敗をします．

例えば「集合場所の確認を忘れて遅刻してしまった」「聞いておくべきことを聞き忘れてしまった」「失礼な言葉遣いをしてしまった」などなど．そのため，最初から最有力候補の病院へ見学に行くのではなく，そこそこ名のある病院で一度見学の練習をしておくことをオススメします．あとから振り返れば笑い話になるような失敗でも，本命でしてしまっては笑えませんよね．

練習をしておく理由は，もう 1 つあります．それは，見学の経験がゼロだと比較要素がないので，いきなり本命の病院にいってもなにが良いか悪いかの判断に困るからです．比較対象が自大学の実習先しかなければ，見学の本質を得るのは難しいでしょう．

病院側からすれば「練習」というのはかなり失礼な話ですが，皆さんには選ぶ権利が与えられています．それをどう使うかは皆さん次第．病院

見学の手順，初対面の先生とのやり取り，必要な身だしなみ・言葉遣いなどを実践し，それをフィードバックしてから，本命の病院に自信をもって見学にいくというのは立派な戦術だと私は思うのです．

　言わずもがなですが，「うちの病院考えているの？」と言われたら，笑顔でハッキリと「はい，第1希望です！」と言いましょう(笑)．

● AMASAWA'S PEARL ●

| 受かる人 | 複数の病院を見学し，比較対象を増やしている |
| 受からない人 | 見学にいった病院=受ける病院になってしまっている |

練習はほどほどに

　さて，「練習」なんて言うと真面目な大人たちから「不謹慎だ！」という声も出てきそうなので，少し補足しておきますか．本心では「練習」と思っていても，それを表に出してはいけませんよ（当たり前ですが）．

　「ここはどうせ練習」みたいな気持ちでのぞむと，どうしても邪な気持ちが入ってしまい，ちゃんとした練習にならない可能性が高いです．だから，そこそこ名のある病院（=もしかしたら，ワンチャンス行く可能性あるかも!?）をターゲットにするのがオススメです．

　また，医師の世界は皆さんが思っているよりもめちゃくちゃ狭いです．たまたま外勤で来ていた先生が，本命病院の採用担当の先生だった！なんてこともありますからね……．

　とにかく，練習とはいえど本気でのぞんでくれれば，なーーんにも問題ありません．あ，そうそう．間違っても「この本に練習した方が良いって書いてありました！」なんていうのはダメですよ！(笑)

2-7 病院説明会は行くべきか

　この章の最後に合同病院説明会(レジナビフェアなど)についてお話します．これは**1か所に多数の病院が集まって，研修についての情報提供をしてくれる場**です．想像以上に規模が大きいですよ！

　行ったことのない人は，1回くらいは行った方が良いと思います．全く想定していなかった病院の発見につながることもありますし，生の研修医の先生の声が聞けますので，参考になります．ただ，1つだけ注意して欲しいのは，**なにも考えずに行ってもなにも得られない**ということです．

■ みんなが行っているから自分も行くでは意味がない

　まだ本書をバーッと読み進めている段階で，自分の軸は何なのかすら明確になっていない人は時間の無駄になってしまうことでしょう．**むしろ情報が多すぎて混乱する可能性が高い**です．病院の立場からしても，どんな情報をアナタに提供すればいいのか分かりません．

　病院によっては自分の売り(良いところ)だけをひたすら押してくるところもあるので，主体的に情報を探りにいかないと騙されることもあります．実際に見学すると聞いていたのと全然違うじゃん！なんていうのは，あるあるです……(笑)．ただでさえ，見学できる病院の数は限られているのですから，そんな寄り道をしている時間はありませんよね．

　逆にこれまでの行程を経て，**自分の軸がしっかりある人にとってはかなりオススメ**です．自分が良いと思える病院を見つけられる可能性がグンッと高くなるでしょう．行きたい病院が全く見つからない人で自分の軸がある人ならば，**人気病院をひたすら巡ってみる**という使い方もアリ

です.

　皆さんの先輩たちをみていると,「病院説明会に行った方がいい」とい
う人と,「病院説明会なんて行かなくていい」という人に分かれますが,病
院説明会をどう使ったかで意見が違ってきているのだと思います. 意味
のあるものにできるかどうかは皆さん次第というわけです.

●AMASAWA'S PEARL●

| 受かる人 | 自分から積極的に行動できる |
| 受からない人 | 他人から与えられるのを待っている |

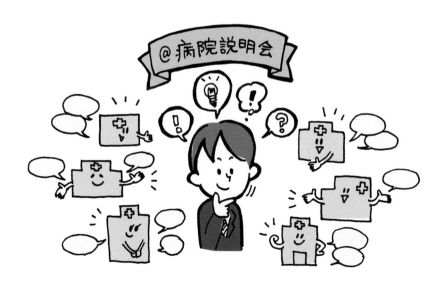

行きたい病院が
見つかったら

第 **3** 章

　前章では見学する病院を見つけることについてお話をしましたが，見学の準備も同時並行で行わなければなりません．まずはとにかく**スーツ**を用意しましょう．服装でプラス得点を得ることはありませんので，**マイナス得点されない**ことが大事です．ガラのワイシャツ，派手なネクタイなどを着用するのはリスクでしかありません．

　無難な例としては，スーツは**上下黒**(紺やグレーもOK)，シャツは**白**，ネクタイは**レジメンタル**(紺色など)，靴は**黒の革靴**，靴下も**黒**，ベルトも**黒**，カバンも**黒**．もちろん，カバンは手に持つタイプです．女性がスカートを履く場合は**丈**に気をつけましょう．**膝がぎりぎり隠れる**くらいを目安にするとよいです．

　あとは**きれいな白衣**(自大学のでOK)，**メモ帳**(ポケットサイズ)，**筆記用具**(書いているフリも大事)，**時計**(なくてもよい)，**ネームホルダー**(学生証も必須)，**聴診器**(使うことはほとんどないけど)，**院内履き**(指定なければ不要)，**小銭いれ**(お昼代として，1,000円くらいあれば十分．おごってくれるところが多いですが，自分で出すフリも忘れずに！笑)．

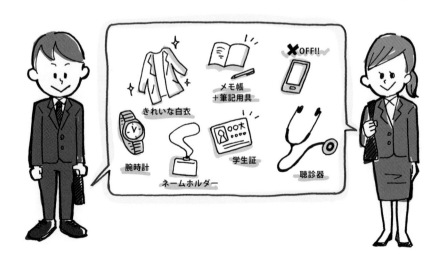

> 受かる人　人と差をつけるべきところを心得ている
> 受からない人　変なところで個性を出そうとする

スーツに……冗談だろ!?

・バッグがリュックサック
・時計がド派手（ロレ◯クスなど）
・靴がスニーカー
・スーツがしわしわ
・白衣がくちゃくちゃ
・肩にフケだらけ
・寝ぐせそのまんま
・シャツのボタンを第2ボタンまで開けている
・シャツがズボンから出ている
・胸のポケットからハンカチが出ている
・爪伸びすぎ
・クリーニングのタグ付き

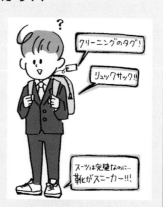

　良さそうな病院を pick up し，持ち物も整ったら，いざ病院見学！
……と言いたいところですが，まずはアポイントを取らなくてはいけま
せん．少なくとも，見学可能な日の **1 か月前まで**にはコンタクトをとり
ましょう．1 週間前なんて絶対にダメです．思いつきで「明日いこう！」
なんていうのも，もちろん論外(笑)．「そんなことするやついないでしょ」
と思うかもしれませんが，これが毎年一定数はいるんですよ(^^;)．研修
医を喉から手が出るほど欲しい病院はそんなのでも受け入れてくれると
ころもあるかもしれませんが，少なくとも人気病院と言われているとこ
ろでは**禁忌**です(必ず落ちます)．

　それから，**見学希望日は必ず 3 つ以上提示する**ことが肝心です．ほと
んど第 1 希望日で通りますが，人気病院では第 2 希望日や第 3 希望日に
なることも少なくありません．ギリギリで予定を組んでいると見学希望
日が重なってしまった！ということもよくあるので，余裕を持って予定
を決めておくがやはり大事です．

　また，**何科に見学にいけばいい？**という疑問が浮かんでくると思いま
す．よくある選択理由を次に挙げておきます．

　① その病院の有名な科
　② 採用担当の先生がいる科
　③ 将来希望している科
　④ 仲の良い先輩のいる科
　⑤ 見学がラクと噂される科

どんな理由で選んだとしても，不正解はありません．が，1 つ著者オ
ススメの方法を紹介しておきます．

■ 見学する科を統一してみる

著者としては，どの病院でも1つの科を固定して見学するという方法がオススメです．見学の内容も似たりよったりになるので，変なミスをしにくくなるのがメリットです．

わたしは医学生時代には行きたい科がまだ決まっていなかったため，呼吸器内科を固定して見学をしました．理由としては，どの病院であろうと呼吸器内科に研修医がローテートしていないということはまず考えにくいこと，緊急処置がそこまで多くないため不規則になりづらいこと，穏やかな上級医が多いと感じたことなどが理由でした．

もちろん研修コースが分かれているところでは，自分が選択するコースに準じる科を見学してください．「外科コース」で希望するのに，「内科しか見学したことないッス！」はさすがにギャグ入ってまッス……．

■ 採用担当の先生にこだわるのは逆効果？

あと気をつけたいのが，採用担当の先生の科にわざわざ見学しに行く人ですね（前頁の②パターン）．別に統計を出したわけではないですが，あまり有用ではないという印象です．あとでも述べますが，見学は基本的にマイナスにならないことが重要であり，採用担当の先生の科にわざわざ行くのはむしろ不利に働いてしまうことの方が多いように感じます．

自分が採用担当の立場になったと仮定してみてください．どうでしょうか．見学に来た学生が印象に残ったからといって，確実にとろうと決心するでしょうか．やはり，面接で決めたいと考えるのが人情ではないでしょうか．

実際に「君は絶対に採用するよ」「今まで見学に来てくれた子の中で一

番だよ」と言われた人が落ちるケースは**本当によくある話**です. 純粋無垢な医学生は悲しいかな, こういった**社交辞令**に引っかかってしまうんですね〜〜.

　こういう話をすると,「でもオレは研修担当の先生と仲良くなって, 飲みにも連れて行ってもらった. しかもそこに受かったよ」という話をする人がいるのですが, それは初対面の先生とそこまで親しくなれるコミュニケーション能力があるからですよ(笑). そういう人はなんだかんだ面接でもうまくやっていて, 普通に受かっているんだと思います.

●AMASAWA'S PEARL●

| 受かる人 | アポイント前に決めておくべきことを明確化している |
| 受からない人 | 学生気分の抜けない行動をしてしまう |

希望日と希望科が決まれば，いよいよ見学の申し込みです．多くの病院はメールでの申し込みとなるので，**マッチング専用のメールアドレス(PC)を用意**しておきましょう．宛先は**病院のホームページ**に掲載されているはずです．

メール作成も身だしなみ同様，**マイナス得点されないこと**が重要であり，文面についてはありきたりなもので大丈夫です．一例を次に載せておきました．参考にしてみてください．

メールの返信としては，「○○年○○月○○日 ○○科での見学予約を受付しました」という返事がくると思います．これに対する返信はしなくても良いですが，きっちりしたい人は，「当日はよろしくお願いいたします」など一言くらい送ってもいいかもしれません．やってはいけないのが，**事務の人にメールであれこれ質問する**ことです．できる限り自分で調べてどうしても分からないことがあれば止むなしですが，極力相手方に負担をかけないことが◎です．

さて，次はいよいよ**必要書類の作成**について説明します．一歩一歩，着実にやるべきことがみえてきましたね！ 気持ちも少しずつ高ぶってきたことでしょう(笑)．

●AMASAWA'S PEARL●

受かる人	相手に伝わりやすいシンプルなメールになっている
受からない人	メールの中身に凝り過ぎて，主旨から外れてしまう

■ メールの例（見学希望）

件名：病院見学のお願い

○○病院
○○部署　ご担当者 様

初めてメールを差し上げます。
私、天沢大学医学部 5 年生の天沢 ヒロと申します。

夏の病院説明会およびホームページを拝見し、貴院の初期
臨床研修に大変魅力を感じました。
是非、見学にお伺いさせていただきたく存じます。

可能でしたら、
第 1 希望日：2021 年 08 月 10 日 (月)
第 2 希望日：2021 年 08 月 11 日 (火)
第 3 希望日：2021 年 08 月 13 日 (木)
のうち 1 日見学を希望したいのですが、貴院のご都合はい
かがでしょうか。

また、差し支え無ければ、貴院の○○科に見学する機会を
いただけますよう、お願い申し上げます。

お忙しいところお手数をおかけ致しますが、お返事をいた
だけますよう、よろしくお願い申し上げます。

天沢大学医学部 5 年
天沢 ヒロ
〒 123-4567
東京都天沢区ヒロ町 1 丁目4-20
まとめてみた荘 303号室
Tel：010-1234-5678
E-mail：matching@umakuike.ukaru.jp

件名は共通で OK！
（相手がひと目で
分かるように）

ざっくりした理由
で OK！

他の病院見学の日
程とかぶらないよ
うに！

希望する科を 3 つ
書くとなお親切！

「都道府県」から
書く！

つながる番号を！

マッチング専用の
アドレスを

　見学前に履歴書などの提出を求められる病院も多いかと思います．病院側に提出するすべての書類は正式な資料になってしまうので，見学で自分を取り繕うことよりも圧倒的に重要です．初歩的な失敗をしないために，いくつかポイントをお伝えしましょう．

■ 読みやすい字とは not 上手 but 丁寧

　まず，当たり前に大切なことが丁寧な字を心がけることです．字のうまい下手ではなく，ちゃんと丁寧に書いているかどうかをみられます．もちろん，修正液の使用なんて絶対 NG．最後の最後でミスをするとやる気をなくすかもしれませんが，必ず初めからやり直すべきです．あと，鉛筆はダメですよ！　必ずボールペンで書きましょう．

■ 書類作成は印鑑から start！

　また，印鑑を押す必要がある場合は最初に印鑑を押しておくのがポイントです．というのも，一番ミスしやすいのが印鑑なんですよ……．最後までしっかり書ききった後に，印鑑がにじむ or ブレブレ or 一部欠損なんてしたら……1 日のエネルギーを奪われることは必至でしょう(笑)．そのため，最初に印鑑を押しておいて，乾くのを待ってから記入していくのが，最もリスクの低い方法です．

■ 「志望動機」の欄が大きいものは書きづらい

　次に，履歴書そのものについて．指定がある場合はそれに従うとして，特にない場合は自分で用意しなければなりません．普通にコンビニで売っているものでも問題ないです．ですが，どんな履歴書を選ぶかが重

要です．例えば，志望動機の欄がものすごく大きいものは難易度が上がってしまうのでオススメできません．志望動機を埋めるのってけっこー苦労します．個人的には学歴・職歴が多いものがオススメですね．これに関しては書けることが決まっていますし，志望動機と違って空欄が多くても文句を言われませんからね(笑)．

■ それスピード写真？　ちょっと待ったー！

　多くの履歴書では写真添付をすると思いますが，スピード写真ではなく，きちんと写真館で撮ってもらいましょう．だいたい3,000円〜5,000円くらいが相場です．写真程度で高い！と思う人もいるかもしれませんが，皆さんの今後の人生に関わってくることでしょう？　そう考えれば安いものです．ハッキリ言って写真館で撮ったものは，スピード写真とは比べ物にならないくらい良い出来になります．もちろん，スーツで撮影してくださいね．1回撮ってしまえば，焼き増しは数百円程度で済むので，ご安心を．

■ 写真の裏には日付と名前をボールペンで

　履歴書に写真を貼る前に1点注意ですが，写真の裏には撮影した日付と名前を必ず記入しましょう．社会人の常識です．
　ちなみにですが，病院によっては「○か月以内の写真に限る」などと書いてあるところがたまーにあります．きちんとそれに準じた日付を書いておきましょう．もちろん嘘はいけませんよ？……と大人な発言をしておきます．でも，もう子供じゃないのですから，そんなに大きく見た目が変わるなんてこと……ないですよね(笑)？

■ マイナスポイントを作らないテクニックまとめてみた

　その他に，履歴書作成の注意点を列挙しておきます．こちらは大きく

マイナスになることはないと思いますが，一応気をつけておくとよいであろうことをリスト化しています．

- 「ふりがな」はひらがな，「フリガナ」はカタカナで記入する
- 住所は都道府県から書く
- 電話番号はスマートフォンの番号で OK
- メールアドレスはマッチング専用のアドレスを用意しておく
- 日付は元号表記(令和・平成・昭和)で統一する
- 「学歴」と「職歴」という文字で 1 行使う(例参照)
- 学歴は「○○県　○○高等学校　卒業」と書く(例参照)
- 職歴にアルバイトは含まない
- 学歴と職歴の最後に「以上」を書く(例参照)
- 志望動機は長々と書かない．→ **1 年後の自分と今の自分は変わるもの**です．本番の履歴書で頑張りましょう．見学時点では「病院説明会で貴院に興味をもち，ぜひ見学をしたいため」など簡潔でOK．付け加えるとしても，もう一言二言程度にしておくのが無難です．
- 免許・資格は厳選する → 基本的に，TOEIC や自動車運転免許などなんでも記載していいです．ただし，「TOEIC 600 点」「英検3 級」「漢検 2 級」など，取得難易度が低いレベルであればむしろ書かない方が良いです．目安ですが，「TOEIC 850 点」「英検準1 級」「漢検 1 級」くらいであれば書いてもいいと思います．もちろん正式名称で！
- 趣味・特技はバカ正直に書かない → 志望動機と違って本番までに変わる可能性は低いですし，話のネタにもなるので 2, 3 個程度書いておくとよいです．ただし，「麻雀」「競馬」などのギャンブル系は書かないようにしましょう．

履歴書

令和○○年 ○月 ○日

写真貼付位置

縦 4cm × 横 3cm
の写真を貼付して
ください。

ふりがな	あまさわ　ひろ	
氏名	天沢　ヒロ	印（天沢）
西暦	19○○年 9月22日生 ○○歳　男　・　女	

ふりがな		
現住所	〒123－4567 東京都天沢区ヒロ町1丁目4－20 まとめてみた荘303号室	電話 01-2345-6789 携帯 090-1234-5678 mail：matching@umakuike. ukaru.jp
ふりがな		
連絡先	〒　　－　　　　　　※上記と異なる場合	電話

年	月	学歴・職歴 （各別にまとめて書く）
		学歴
平成○	3	東京都　天沢高等学校　卒業
平成○	4	東京都　天沢大学　医学部　入学
令和○	7	東京都　天沢大学　医学部　在学中
		職歴
		特記事項なし
		以上

真ん中に

右端に

年	月	免許・資格
平成○	6	TOEIC 公開テスト　スコア900点　取得
令和○	9	普通自動車運転免許　取得

志望の動機、特技、好きな学科など	通勤時間
病院合同説明会で貴院の初期臨床研修に大変興味をもったため、一度見学に伺わせていただきたく存じます。	約　　　時間　　　分
	扶養家族（配偶者を除く） 　　　　　　　　　　　人
	配偶者　　有　・　無　／　配偶者の扶養義務　　有　・　無

本人記入欄（特に給料・職種・勤務地・その他について希望があれば記入すること）

履歴書が完成したら**必ずコピー**を取っておきましょう．これが後にめちゃくちゃ重宝します．

| 受かる人 | 書類作成の型を学び，見る側の視点にたって作成する |
| 受からない人 | 書類作成を自己流で行い，自己満足で終わってしまう |

写真に……嘘だろ!?

・茶髪
・前髪で目が隠れている
・ピアス
・サングラスみたいなメガネ
・私服
・口を開けて笑っている
・ムスッとしている
・首が曲がっている
・ひげ

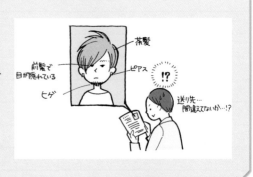

　履歴書作成が終わったら，次は**封筒作成**です．郵便局やコンビニに売っています．色は**白**で，大きさは **A4 サイズ（角2）** がベスト．なお，書類を折らなければ入らないようなサイズは絶対 NG です！

　詳しくは例を参考にしてください．右上に**郵便番号**，右に**住所**（都道府県から），真ん中に**宛名**（部署なら御中，個人なら様をつける），左下に「**見学申込書　在中**」（赤字）と書きましょう．それから，裏面の左下に自分の**郵便番号**，**住所**，**名前**，**○○大学医学部医学科○年**を書きます．左上には**令和○○年○○月○○日**と日付も書いておきましょう．

　ちなみに，よくある間違いとしては病院名を略称で書いてしまうことが挙げられます．必ず**正式名称**で書きましょう．

> 悪い例：「（独）○○病院　人事課御中　担当者様」
> 良い例：「独立行政法人○○病院　人事課　研修医採用
> 　　　　担当係御中」

■ 細々とした注意点

　封筒作成を終えたら，あとは必要な書類を入れて送るだけなのですが，ここでもいくつか注意が必要です．

　中に入れる書類は必ず**クリアファイル**に入れておきましょう．今後もたくさん使うことになるので，100均でまとめて購入しておくといいと思います．また，**両面テープ**で封をするとよいです．のりでも悪くはありませんが，汚くならないように気をつけてください．封をしたら，「〆」と書きます．

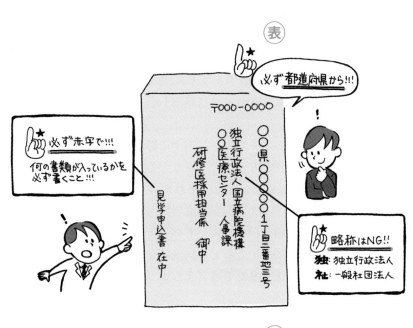
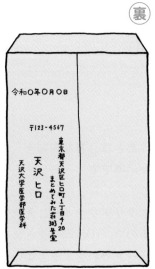

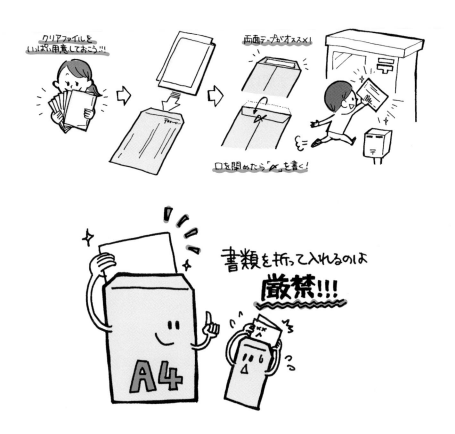

　あとは郵便に出すだけ．ですが，確実に届くことを考慮して，**郵便局で直接切手を貼ってもらって，そのまま出すのがオススメです．**たいていは 120 円，重さによっては 140 円（令和 3 年時点）のはずです．

　本当はあってはならないことですが，やむをえず見学の申し込みがギリギリになってしまったときには，少しでも誠意を見せるために**速達**で送るようにしましょう．

受かる人　封筒作成などの細かいところも手を抜かない
受からない人　とりあえず届けば良いと考えている

返信用封筒を一緒に

　病院によっては返信用封筒を求められるところもあります．その場合，特に指定がなければ白のA4（角2）を同封しましょう．こちらは2つ折りにして構いません．ただし，買った状態のまま入れるのはNGです．表に自分の住所と宛名を書いておきましょう．宛名の最後は「行」にしておきます．相手はこれを「様」に直して，返信をくれるはずです．意外な注意点としては，相手の住所を書かないことです．親切心から書きたくなる気持ちは分かりますが，そこは相手に任せるのが社会人のルールです．

　あと切手を貼ることも忘れずに！　これも120円（令和3年時点）でOKです．ただし，重さによっては多少値段が変わるかもしれないので，ミスを避けたいなら140円（令和3年時点）の方がよいかもしれません．それから，封筒の開け口に両面テープを貼っておくと親切です．もちろん，剥がしてはいけませんよ！（笑）

見学は準備が9割　第 4 章

4-1 見ることリストをつくる

　前章で見学の申し込みが完了してホッとするのも束の間……見学の準備も欠かせません．兎にも角にも，**なにを見るかを明確にすること**が見学成功の鍵です．何度か見学を重ねれば自然とポイントが分かってくるものですが，最初からできた方がお得ですよね．あくまで一例にはなりますが，参考にしてください．

☆見ることリスト☆

みるところ	著者の考え
研修医の顔	やはり実際に働いている人の顔をみるのが一番！　疲弊しきっているのは気になる……．
コメディカルの顔	意外に盲点となりやすいところ．**コメディカルがイキイキと働く病院は雰囲気が良い可能性が高いです**．もちろん，**イケメン・美人率の高さは研修生活をする上でのガソリンになる**ことでしょう．著者は最も重視しました(半分冗談です)．
研修医の忙しさ	研修医本人の「忙しすぎる！」は誇張している可能性が高いので，話半分に聞いておきましょう(笑)．逆もしかりです．それよりも PHS が鳴る頻度，どれくらい見学生(自分)にかまってくれるか，どのくらい動き回っているかなどをよく観察しましょう．日によって忙しさは異なるので完璧な把握は難しいですが，**実際にみた姿が実際に働く姿に近いはずです**．「思ったより楽そうだな」と感じたら，同じように感じる可能性が高いです．
研修医のやる気	研修医のレベルが高いか低いかは表面的な部分しか分かりませんので，あまり参考になりません．ですが，**やる気だけは分かるはず**．自分のスタンスに近いかどうかをチェックしましょう．
2年目の研修医	**研修医1年目と2年目の関係性をみておくことも重要です**．さすがに5月とかではまだ関係を築いていないかもしれませんが，話しやすい関係であるならば色々と教えてくれる環境である可能性が高いです．**相談しやすい職場＝研修医の働きやすさに直結します**．

研修医室	かなり大切です．2年間そこが主たる居場所になるわけですからね．ついでに見ておきたいのは，研修医の机に置いてある教科書です．読み込まれている教科書がたくさんあれば自己学習時間が多いと推測できます．逆に，教科書は多いけれど新品に近い状態のものが多ければ，自己学習時間はさほど取れていないことが分かります．教科書がほとんどない場合は，他のところにあるのか，やる気がないのか，詳細不明ですが(笑)．
食堂	断言します．食事はめちゃくちゃ大事です！　病院によっては朝や夜も開いているところもあり，このあたりは要チェックですね．カップラーメンばかりの生活では体力が持ちません！
売店・カフェ	個人的には必須要素でした．当直明けに先輩や後輩とカフェテリアで語り合ったのは，今でもいい思い出です．
入口	病院の入口が大切というよりも，関係者のみしか入れないところとのギャップを見ましょう．対面的なところだけ豪華で，裏方はボロボロである病院は福利厚生なども悪かったりします．
寮	寮に入る可能性があるならば100%聞いておきましょう．風呂・トイレ共同なんていうところもありますので，そういうのが無理な人は要チェックです．研修医の先生にお願いすれば部屋の中まで見せてもらうこともできるかもしれません．断られたら潔く諦めた方が良いですが，せめて外観くらいは見せてもらえるように交渉しましょう．
病院周辺の環境	ここも意外と盲点になりやすいです．病院の近くに美味しい食事処や飲み屋があるかは，研修のQOLを大きく変えます．2年間の厳しい研修を乗り切る秘訣は食事にあると言っても過言ではありません！(笑)
派閥	地方の病院ではまだまだあるものの，研修医という立場では気にする必要はないでしょう．ただし，後期研修選びには多少影響するので，どこの大学と提携しているのかくらいは聞いておくとよいです．

受かる人	見学でみたいものすべてを見ることができる
受からない人	見学が終わった後に，見たいことが出てくる

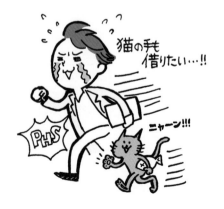

聞くことリストをつくる

　続いて，**研修医に質問すること**を**リスト化**しておきましょう．皆さんは研修医と雑談するために，貴重な１日を使って見学に行くわけではありませんよね．あらかじめ質問を用意しておくことで，失敗しにくくもなります．

　オススメの方法は**メモ用紙にあらかじめ聞くことリストを忍ばせておくこと**です．メモしながら，聞きたいことを聞けるので最も確実と言えます．もし，研修医にそれを見られたとしても「この子はしっかりしているな」という印象しか持たれないでしょう．以下は著者が病院見学に行く際に聞いていたリストの一部です．参考にしてみてください．

☆聞くことリスト☆

質問例	著者の考え
救急システム	ファーストタッチはだれか，上の先生のフィードバックはあるのか，何次救急を対応するのかなど．研修医にとって**救急は最も成長する場です**．同時に責任もかかってくるため，細部まで聞いておきたいですね．
手技	大体の手技は 2, 3 回やればできるようになるので，個人的にはそこまで重視していませんでした．ただ，研修医の数が多すぎて全然チャンスが回ってこない，そもそも会得しておきたい手技を病院で行っていない，などがないかは確認しておくべきでしょう．
お金	「何か質問ある？」と聞かれたときにこっそり給料を聞いちゃいましょう．大抵の病院ではパンフレットやホームページにも載っていますが，実際とはちょっとズレることも少なくありません．まだ働いていないみなさんはピンッとこないかもしれませんが，額面と手取りは異なるので，手元に残る額を聞いておきましょう．また，**なににお金を使っているのか**も参考になります．

病院を選んだ理由	そこで働いている研修医たちも，ちょっと前まではマッチングに取り組んでいた人たちです．志望理由が自分と近いかどうかはとても重要です．なぜなら彼らは，その志望理由で合格したからです．
病院のぶっちゃけ話	何を教えてくれるかは人それぞれ．例えば，実際に入ってみて思っていたのと違うことを教えてくれたりするかもしれません．ただ，その人の一意見に過ぎませんし，それを100%鵜呑みにするのはダメです．色々な人の意見を聞きましょう．
当直	月に何回くらいか，当直明けの日は休み or 通常勤務か，どの程度眠れるのか，1日何件くらい診るのか，などは聞きたいところです．
スケジュール	見学で1日の仕事の流れは大体分かると思いますが，日によって変動があるものです．1週間のスケジュールがどんなものなのかを聞いておくと良いでしょう．また，hyperな科とhypoな科の違いもおさえておくと，なお良しです．
勉強会	頻度はどれくらいか，ちゃんと上級医が教えてくれるのか，研修医同士の勉強会はあるのか，実際の参加率はどれくらいか，などを聞きたいところです．病院によっては業務よりもレクチャーを優先してくれる教育熱心なところもあるので，教育に重きを置いているのであれば要チェックです．
平均担当患者数	病棟での忙しさの指標となります．目安ですが，受け持ち患者が5人であれば楽，10人前後であれば適度な印象を受けます．30人超えになってくるとかなりハイパーです．
後期研修	初期研修医がどれくらい残るのかが参考になります．それなりに残る病院であれば，働いてからも満足感の高い可能性が高いです．ただし，1年目ではまだまだ決めていないでしょうから，2年目以上の先生に聞くと良いです．
長期休み	夏休み・正月休みは必ず聞いておきましょう．夏休みと言いつつ12月休みのことも少なくありません．子供がいる人にとっては特に重要だと思います．
運動	ハードな部活に打ち込んでいる人ほど，就職後に運動不足になりがちです．病院によっては部活があったり，近くのジムの優待などを利用できることもあります．

イベント	飲み会の頻度，研修旅行，医局旅行，忘年会，卒業旅行など，大きなイベントは聞いておきたいです．同じ経験を共有することで，上の先生やコメディカルと仲良くなるきっかけにもなります．
座学	自分の勉強時間がどれくらいとれるかは**忙しさの指標**になります．病院ごとの比較にも使えます．
試験	目先のことだけみれば，最も重要なところでしょう．公には過去問は存在しないはずですが，あるかもしれないので研修医に聞いておきましょう(笑)．ちなみにですが，「あとで渡すよ！」と言われても，忘れられてしまうこともしばしばあります(たぶん研修医の先生に悪気はないと思います……)．必ず見学したその日にもらいましょう．あとで，メールで送ってもらうのも手です．ついでに，**試験のポイント**についてもアドバイスをもらっておきましょう．

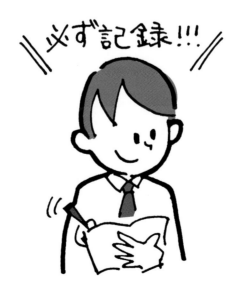

受かる人	事前に話題を用意することで適切なコミュニケーションをとれる
受からない人	出たとこ勝負のコミュニケーションをとる

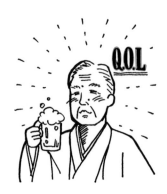

この質問どうなの？

□ 研修プログラムについて
→これを質問すること自体は悪くないものの，パンフレットに載っているようなことを聞かれるとガッカリです．自分で調べられることを直接聞くのは極力避けましょう．

□ 病院の良いところ・悪いところなどの漠然とした質問
→これは本当に困ります．抽象的な質問ほど答えづらいです．質問するなら，もっと具体化しましょう．ex）当直で改善して欲しいと思うことはありますか？入ってみてここが悪いと感じたところはありますか？など．

□ マッチングのコツ
→ドヤ顔で教えてくれる研修医もいるかもしれませんが，全員が第1志望でその病院にいるとは限らないので注意してください．「本当は第3志望だけど……」「こんなところ来たくなかったよ」と心の中で思っているかもしれません．最悪，「特別な対策はいらないよ！」など，適当なアドバイスをしてくるかもしれません．

□ 他大学出身者の差別はあるか
→たとえあったとしても教えてくれません．自分の目でみて，雰囲気で感じとるしかないです．ただ，研修医のうちにはそういったことはあまり気にしなくていいと思いますよ．

　見ること＆聞くことリストを作ったら，事前にやることはほぼ終了です．1つだけ追加しておくとすれば，見学する科が決まったならば，**院長先生の名前とその科の部長の先生の名前**はおさえておきましょう．

　後で詳しく説明しますが，挨拶が極めて重要です．その際にはまず**責任者の方から挨拶をするのが礼儀**です．意外とちゃんとできない人が多いので，ここは注意してください．とはいえ，大きな病院の場合，院長先生に直接挨拶に行くことはありません．朝一番に院長室を訪ねるなんてしないように(笑)．

●AMASAWA'S PEARL●

| 受かる人 | 偉い人にきちんと挨拶ができる |
| 受からない人 | 見学で相手をしてくれた先生にだけ挨拶する |

ホテルに泊まるための準備

　遠方の病院に見学に行く際にはホテルを利用することでしょう．いずれも当たり前のことかもしれませんが，一応説明しておきます．

　病院に近いホテルを選ぶ人が多いと思いますが，**病院までの交通機関**を最も重視すべきです．距離的には近くても，アクセスが悪いというのもしばしば経験します．ホテルから病院までの**道のり・到着時間を必ず事前にシミュレーション**しておくべきです．

　また，ほとんどのホテルでは大丈夫と思いますが，次の日(見学当日)に**荷物を預けられるかどうかの確認**も一応しておくのが無難です．帰りにホテルに戻るのが面倒だという場合には，最寄り駅のコインロッカーを利用してもいいでしょう．いずれにせよ，**荷物をいっぱい持って病院に行くのはマナー違反**ですので，ご注意ください．

●AMASAWA'S PEARL●

| 受かる人 | 準備の準備も怠らない |
| 受からない人 | 準備不足で当日に慌てふためく |

★宿泊前日CHECK LIST★

□ 財布（ホテル代含む）　　□ 身分証明書（保険証，運転免許証など）

□ 携帯電話（充電器も）　　□ 着替え

□ 下着　　　　　　　　　　□ メガネ（コンタクトレンズ）

□ 化粧品　　　　　　　　　□ 洗顔グッズ

□ 目覚まし時計　　　　　　□ ビニール袋

＋α

□ ヘアブラシ　　□ セカンドバッグ　　□ マンガ

□ ヘアバンド　　□ ナプキン　　　　　□ iPad

□ アイマスク　　□ むくみ防止用着圧靴下　□ 勉強道具

□ 耳栓　　　　　□ 入浴剤　　　　　　□ 薬

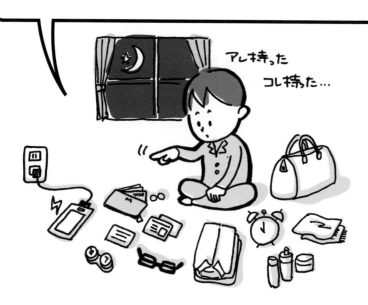

アレ持った
コレ持った…

第 **5** 章

いざ見学！
すでに勝負は始まっている

実際の見学では，多少なりとも緊張すると思います．しかし，本書をここまで読んで行動してくれさえすれば，**大きな失敗をすることはありません**．胸を張り，堂々と病院見学に行ってきてください！

なぜかというと，すでに見学の**90%**は終了したも同然だからです．そんな大げさな！と思うかもしれませんが，きっと病院見学を終えたときにはこの言葉の意味が分かってくれると思います．残り10%を埋めて万全にしたい方は，この章に書いてある細々としたことにも注意しておきましょう．

●AMASAWA'S PEARL●

| 受かる人 | 準備万端であり堂々としている |
| 受からない人 | 準備不足のために背中が丸まっている |

病院見学前日の最終確認を怠らないようにしましょう．なお，ときどき質問されるのですが，参考書や iPad はいりません．むしろ邪魔です．主旨は「実習」ではなく「見学」ですからね．

身だしなみ

- ☐ スーツ上下
- ☐ ワイシャツ
- ☐ ネクタイ (※男性のみ)
- ☐ 革靴・ローファー
- ☐ 黒ゴム・ピン・控えめのシュシュ (髪が肩につく長さの女性は髪を束ねましょう)
- ☐ かばん
- ☐ ベルト
- ☐ 靴下
- ☐ ストッキング

院内に持っていく物

- ☐ 提出書類 (病院から指定あれば)
- ☐ 白衣
- ☐ ネームホルダー (＋学生証)
- ☐ 聴診器
- ☐ 小銭いれ (1,000 円程度)
- ☐ メモ帳
- ☐ 筆記用具
- ☐ 折りたたみ傘 (天気予報に準じる)
- ☐ 院内履き (※必要あれば)

●AMASAWA'S PEARL●

| 受かる人 | 持ち物をシンプルにし，身なりをキレイにみせる |
| 受からない人 | 不必要なものを持ち歩き，ときに業務を妨げる |

いくら準備が万全であろうと，遅刻をしてはこれまでの努力がすべて水の泡に消えます．病院から指定された集合時間の**20〜30分前までには到着**できるように逆算しておきましょう．

その際には，**交通機関の確認**がマストです．電車やバスの時刻はもちろん，行き慣れていない土地の場合は，バス停や病院などの**具体的な場所の確認**も欠かせません．

●AMASAWA'S PEARL●

| 受かる人 | 最悪徒歩でも時間内にたどりつけるプランになっている |
| 受からない人 | 交通機関の乱れに左右される |

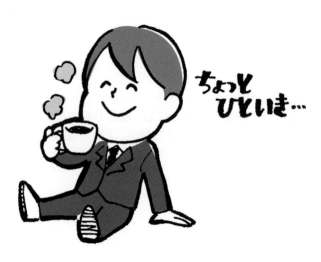

ちょっと
ひといき…

見学で最も求められることはなにか．結論からいえば……「挨拶」です．ここまでしっかり事前準備をしてくれた皆さんに対して，著者が見学時に求めることはたったこれだけ．当たり前すぎて鼻で笑ったかもしれませんが，ちゃんとできない人の方が多いという現実は知っておいてください．

■ 挨拶がその日1日を決める！

集合場所に着いたら，まずは「私，△△大学の○○ ○○と申します．本日，病院見学のお約束を頂いておりますが，担当の××さんはご在席でしょうか」と元気よくハキハキと言いましょう．喋るのが苦手……という人もいると思いますが，最初だけと思えば頑張れるはず！

その後は，順次1対1の挨拶をしていきます．部長の先生や担当の先生はもちろん，病棟の師長さんにも必ず挨拶をしましょう．「私，△△大学の○○ ○○と申します．本日，××科の見学をさせて頂きます．ご迷惑をおかけすることもあるかもしれませんが，よろしくお願い申し上げます」くらいはスラスラ言えるといいですね．肝心なのは，相手からの挨拶を待つのではなく，自分から積極的に挨拶をすることです．たとえ相手のリアクションが悪くとも気にする必要はありません．

■ 挨拶ができないとかなり損をする

昔は，「医学生は勉強が忙しいから，きちんと挨拶ができなくても仕方がない」という風潮がありましたが，もうそんな時代じゃありません．なぜなら，このマッチングの制度が始まって以降，社会人としてのマナーを学ぶ医学生が急速に増えたからです．つまり，できる人とできない人

との差が明確になっているわけですね．特に人気病院の場合はできていて当たり前なので，いい加減な気持ちで来ている人は一目瞭然なのです．

友人のSくんは，とある人気病院の見学後に「あそこの病院は最悪だった．研修医の態度は悪いし，クソ病院だわ」と言っていました．みんなと情報交換をすると，こういう話の1つや2つは必ず出てくるものです(^^;)．しかし，この話には続きがあります．……1年後．別の友人がそこの病院にマッチしたので，後々知ることができたのですが，どうやらSくんの病院見学での態度が悪かったそうです．態度の悪い見学生に対し，研修医たちが冷たく対応したというだけの話でした．

皆さんも他人事ではありません．見学に行って色々見たいという気持ちが先行すると，大事なことを忘れがちです．それは，相手も自分を見ていること．相手の立場にたってみれば，礼儀知らずの医学生に親切にしたいと思わないのは当然ですよね？

とはいえ，難しいことではありません．きちんと挨拶をするだけ．たったそれだけです．帰るときも「本日は1日ありがとうございました」としっかり御礼を言いましょう．始まりと終わりが良ければ好印象を抱かれる可能性が高いです．ただし，帰りについては部長の先生や師長さんには直接お会いできないことも多いと思いますので，お世話になった担当の先生に挨拶をした後，「上の先生にもよろしくお伝え下さい」など一言添えればOKです．

● AMASAWA'S PEARL ●

| 受かる人 | 息をするのと同じくらい挨拶が当たり前にできる |
| 受からない人 | 自分から挨拶ができない |

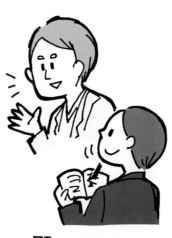

質問のチャンス!!

見学時に避けるべき行動

　見学時にやるべきことは「挨拶」だけとシンプルですが，やらない方がいいことはけっこーあります．どちらかというと見学では余計なことはしないという方が大事です．

■ やる気を前面に押し出す

　これは意外かもしれませんが，やめましょう．マッチング本番においてはやる気をアピールすることはとても大切なのですが，見学ではむしろマイナスに働いてしまうことが多いです．アピールをすることで印象を残したいという気持ちは分かるんですけどね……．例えば，良かれと思って質問をしまくったとしても，相手からすれば「こっちは忙しいのに空気の読めない奴だな」と感じるかもしれません．最近の風潮としても，ガツガツマンはあまり好かれない傾向にあります．もちろん，ガツガツマンを好むタイプの人もいますが，好かれるよりも嫌われないことが大事です．

■ 確約をもらおうとする

　安心を得たいがために確約をもらおうとするのは絶対にやめましょう．不安なのはみんな一緒です．ましてや，倍率の高い病院を目指そう！と思っている人はなおさら不安なことでしょう．だからといって，他の医学生と明確な差をつけようとする行動は，見学においては禁忌といえます．自分だけ特別扱いして欲しいという行動に，強烈に卑しさを感じる人も少なくありません．「絶対に君は受かるよ！」と言われても受かるかどうかは分かりませんが，「絶対にアイツはダメだ」と言われたら決して受かりません．そんな根拠のない言葉を求めるためにリスクを冒すのは愚行といえます．そもそもの前提として，見学は皆さんが病院をみるた

めの機会であり，アピールする機会ではないということを今一度，肝に銘じてください．

■ 勘違いしたプライドを持つ

見学の最中に「これ，なにか知ってる？」と医学的知識を問われるかもしれません．このときやってはいけない行動が2つあります．それは知識をひけらかすことと沈黙をすることです．

まず知識をひけらかすタイプの人．特に人気病院で出没しやすいのですが，質問された内容以上にペラペラ話したり，ひどいときは研修医にマウントをとろうとする人もいます．「一緒に働きたくない」と思われるNo.1キャラですね．得てして評価は軒並み低いです．こういう人はわざわざ見学に来て，一体なにをしたいんですかね？(笑)

また，沈黙する人も少々問題です．どちらかというと，こっちの方が多いですかね．当たっていようが間違っていようが，ハッキリ言ってそんなことはどうでもいいのです．研修医の先生ならただの教えたがりである可能性が高いですし，偉い先生から質問されたのならどういうリアクションをとるのかを見られています．分からないことに対して，「すみません．勉強不足でした．ぜひ教えてください」と素直に言える人はほぼ100％好印象です．たとえ質問された内容の答えが分かっていたとしても，あえてこう言える人は本当に頭の良い人だと思います．

●AMASAWA'S PEARL●

受かる人	見学でわきまえた行動ができる
受からない人	見学でリードしようと企む

基本的に見学では皆さんが質問する側ですが，前述した医学的知識や皆さん自身のことについて問われることもあるでしょう．質問することはあらかじめ作成できるため大きなミスに直結することはないですが，質問の答えまで用意しておくのはなかなか難しいですよね．

ただ，これに関して心配する必要は全くありません．皆さんの素のままで答えればいいです．大して深い質問も飛んできません．「どこ出身？」「部活なにやってるの？」「将来何科を考えているの？」「なんでこの病院に来たの？」など．まぁ，ありきたりな質問だけです．「昨今の医療問題についてどう思う？」など深いことは聞かれません（笑）．たとえ聞かれても「現場にまだ出ていない私にはまだ難しいです．先生はどう思われますか？」などと切り返せばよいでしょう．いずれにせよ，相手が気に入るような答えにしようとわざわざ偽る必要はありません．トークを純粋に楽しみましょう．

ただし，1つだけ皆さんに気をつけて欲しい質問があります．それは，「ここの病院以外にどこを考えているの？」という質問です．質問した先生も本当のことを言うとはあまり思っていませんが，素直（?）な医学生は，「ここは第3希望くらいで，○○病院が第1志望なんですよね」などと平気で言う人がいます．当然，相手からすれば気持ちのいいことではないですよね．この質問に対して正直に答えるのはデメリットが大きいだけです．「この子は素直でいいなぁ！」と思ってもらえる可能性は限りなくゼロに近いでしょう．

どの病院でも「第一志望です！」と元気よく答えるのが最低限必要なことです．それが良い悪いではなく，マナーです．根掘り葉掘り聞かれたとしても，「他の病院も行きましたが，こちらの病院が一番魅力的です」

とか「ここで研修したいという思いが強くなりました」とか「雰囲気が私に合っていて一番好きです」などと，かわすべきです．**自分にとって不利になるような発言は控える**に越したことはありません．正直に言っていいのは，直属の先輩くらいですかね．

● AMASAWA'S PEARL ●

受かる人	どの病院でも「第一志望です」とはっきり言える
受からない人	志望順位を正直に言ってしまう

著者の病院見学の一例

7：40　病院到着
→身だしなみ再チェック.

8：00　呼吸器内科ナースステーション集合
→部長の先生，病棟の師長さん，案内してくれる先生に元気よく挨拶！（最重要）

8：15　カンファレンス
→研修医の先生のプレゼン終了後，全員の前で簡単に挨拶する.

8：45　病棟業務（回診・カルテ記入など）
→横でひたすらみる．その際にコメディカルの様子もチェック．隙を伺い，研修医の先生に質問をする.

11：30　院内の案内
→研修医の先生に施設を案内していただく（質問のビッグチャンス！）

12：00　お昼
→雑談．研修医の先生の唯一のお休み？（笑）．純粋に会話を楽しみました.

12：30　午後の業務
→残ったカルテ作業を横でみたり，気管支鏡のお手伝いなど.

16：00　夕カンファ
→身だしなみを再チェックし，今一度気をひき締め直す.

17：00　帰宅……？
→突然，「当直みていく？」と言われました．「帰りてー！」という思い満々でしたが，「ぜひお願いします！」と元気よく一言．ただ同時に，「明日用事があるので遅くまでは……」と保険もかけておきました（笑）.

19：00　当直見学
→見学して大正解でした．1日で2つの科を見ることができるというのは，よくよく考えてみればものすごくおトク．先ほどの弱音を撤回したいと思っていると，「そろそろ帰ろうか！」と言われ，見学が終了となりました．もちろんお世話になった人への御礼も忘れず．事前に得ていた情報とは異なることも多く，やはり実際に自分の目でみることが大切だと感じましたね.

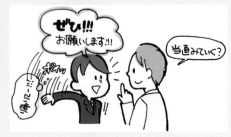

見学後の行動で差がつく！   第 6 章

　見学直後は疲れ果ててしまうと思いますが，絶対に忘れてはならないのが御礼のメールです．意外と見学の時間が遅くまでかかったかもしれませんが，同日中に出しておくのが吉です．ここまでやれば，皆さんのすべきことはいったん終了です．お疲れさまでした．見学１つするだけでも，きちんとやるとなると思っていたよりも大変だったと思います．

■ フィードバックのすすめ

　実際に見学をしてみると，想像していたものとは違ったことも多々あったでしょう．その感覚はすぐに忘れてしまうので，後でフィードバックできるよう，フレッシュなうちに記録をしておきましょう．自分が素直に感じたメリット・デメリット双方を記録しておくとよいです．これは順位づけをするときにも大いに役立ちます．

　また，お世話になった先生の名前も必ず残しておきましょう．本番の面接で「誰の後ろについてまわったの？」などと聞かれることもあるためです．こういう細かい部分まで気が回るかどうかが，人との差になってきます．

● AMASAWA'S PEARL ●

受かる人	自分の体験をいつでも引き出せるように記録してある
受からない人	自分の曖昧な記憶だけを頼りにする

■ メール例(御礼)

件名：病院見学の御礼

○○病院
○○部署　ご担当者 様

○○大学医学部○年の○○ ○○です.

本日(昨日)はお忙しい中，私のために時間を割いてくださり，誠にありがとうございました.

1日という短い時間でしたが，××科の先生や研修医の先生に直接お話を聞くことができ，大変有意義な時間を過ごすことができました.
また，熱心に働くスタッフの皆様のお姿が非常に印象的であり，貴院での初期研修への気持ちがますます高まっているところです.

今後，より一層，学業および病院実習に励んでいく所存です.

まずは取り急ぎ，御礼申し上げます.

○○大学医学部○年
○○ ○○
〒 123-4567
○○県○○市○○区○○町○丁目○　マッチングマンション○○号室
Tel：010-1234-5678
E-mail：matching@umakuike.ukaru.jp

一度見学のノウハウを得てしまえば，あとは同じことを繰り返すだけです．バンバン見学に行ってきてください（笑）．ただし，2つ目以降の見学は練習でなくなるはずです．練習は1回だけで良いので，次からは本命になりうる病院に挑戦しましょう！

Twitterなどで，「オススメの病院はありますか？」と質問されることがあります．残念ながら，個々によって理想的な病院の定義は異なりますし，1人1人に合ったアドバイスをすることは難しいんですよね．ただ1つだけ言えることがあるとすれば，直感が結構大切だということです．

■ 恋愛や結婚に例えるとわかりやすい

マッチングはパートナー選びのようなものです．いつも男性目線で例を出すことが多いので，今回は女性目線で書いてみます．例えば，理想の条件は？と聞かれたら，イケメン，スタイルが良い，頭がいい，お金持ち，センスがある，優しい，面白いなど挙げればキリがないと思います．しかし，実際にはその全てに当てはまる人はまずいませんし，仮にいたとしても，その相手が自分に振り向いてくれるとは限りません．しかも，実際に好きになるのは理想とは違う人だったりしますよね．

マッチングも同様で，条件をいくつも挙げれば該当する病院はなくなってしまうと思います．ですので，これだけは譲れないという軸（ルックス）を決めたら，あとはいい病院（イケメン）と出会えるかどうかは運命のようなもの．人気病院（モテ男）は人気になる理由があると思いますが，自分に合った病院（ピンとくる男）を見つける方が幸せかもしれません．

■ 白馬の王子様は来ない

とはいえ，情報がやってくるのを待つ(白馬の王子様を待つ)のでは運命的な出会いはできません．**自分から積極的に動いて，良い病院に巡り会える**(良い出会いを求める)ように努力する必要があります．なかなか見つからないのであれば，病院説明会(街コン)に行ってみるのもいいですね．

恋愛に例えると，(著者に限らず)他の人が1人1人にアドバイスするのがいかに難しいかがご理解いただけたことでしょう．友達から，あいつはいい奴だから付き合った方が良いよ！とオススメされたとして，じゃ～付き合う！とはなりませんよね？　やっぱり自分の目で確かめたいはずです．好きになるかどうかは相手の情報ももちろん大事ですが，直感的な部分が一番大きいと思います．マッチングも一緒です．

うーーん，我ながら分かりやすい(笑)．

| 受かる人 | 比較対象を増やすための努力を惜しまない |
| 受からない人 | 1つのところに縛られて行動力を失う |

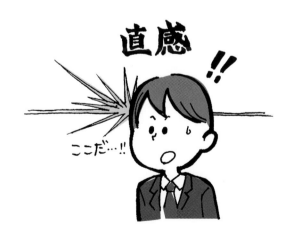

6-3 予定を立て直す

　1回見学をして流れをつかんだら，最初に立てたスケジュールを**いま一度見直して修正**をしましょう．自大学の実習と合わせて考えると，やはりそんなに多く見学できないことが再認識できると思います．とはいえ，みんな似たようなものですから，焦る必要はありません．

　また，**試験日の確認**も合わせて行っておくとよいです．受けたい病院の試験日がカブってる！なんてこともあります．年によって多少変動しますが，**昨年の試験日**などの情報は各病院のホームページに載っているはずなので，大体の日程だけでもチェックしておくとよいです．載っていないところは仕方がないので，見学のとき or 先輩に聞いて対応してください．

●AMASAWA'S PEARL●

| 受かる人 | スケジュールの調整を怠らない |
| 受からない人 | 1度立てたスケジュールのまま突き進む |

　本書を読んでいる皆さんは，1回の病院見学だけで十分に情報を得ることができたと思います．そのため，同じ病院の2回目の見学ではやることがなくなるはずです．ですから，わざわざもう1回見学に出向くのはバカバカしく感じますよね．しかし，本命の病院においては2回見学に行っておくべきです．

　後ほど説明しますが，本番のマッチングでは意欲が重視される傾向にあります．見学の回数が1回増えたくらいで変わるの？と思うかもしれませんが，面接官によっては重視する人も少なくないのです．
　ただし，多いほど良いというわけではありません．見学に行くほどマイナスの評価をくらうリスクが上昇します．前述のとおり，見学ではマイナスの評価をもらわないことの方が大切です．そのため，見学回数としては2回が丁度いい按配だと言えます．

　著者個人としては，2回目の見学は6年夏（マッチング本番直前）に行くのがオススメです．1回目とは違い，自分が働くことになったときの先輩（1年目研修医）が実際にそこで働いているわけですからね．働いている人で決めるのは良くないと言われますが，自分の上司となる人が事前に分かる機会なんてそうそうありません．2回目の見学は病院がどうというよりも，人をよくみることをオススメします．

●AMASAWA'S PEARL●

受かる人	前回とは異なるところをチェックする
受からない人	前回と同じことを繰り返す

試験を受ける前に
やるべきこと

第 7 章

参加登録をお忘れなく

6年生の5〜6月頃に「マッチングの手引き」というものが，自大学から配布されると思います．その中にある ID と PASS がマッチング登録に必要不可欠なものですので，大切に保管しておいてください．

配布されたら，即座にマッチング参加登録も済ませてしまいましょう．「あとでやればいいや〜」というのは絶対禁物です．時間がかかるものではありません．毎年必ず，数人ほどの登録忘れがありますからね．登録が間に合わなければアンマッチ確定です．

●AMASAWA'S PEARL●

| 受かる人 | 何事も余裕をもって取り組んでおく |
| 受からない人 | いつもやるべきことがギリギリになってしまう |

本番用の履歴書作成

　今回は，本番用の履歴書作成について説明していきたいと思います．ここから先は今までの「マイナスの評価を受けない」ということから一変し，プラスの評価をいかに受けるかという視点にシフトします．

　先に言っておきますが，履歴書は自分次第で最強の武器にすることができます！　しっかりと作り込むことができれば，面接すらも自由自在にコントロールすることが可能です．これは大げさな話ではありません．

　また，見学の申し込みで履歴書に色々書かない方がいいと言った理由はここにあります．5年生から6年生にかけて1年間もあればやりたいことも変わりますし，考え方も多少は変わるものです．自分はその変化について重々承知でも，相手からしたら「矛盾していないか？」と思われてしまうかもしれません．細かいことを書けば書くほど，そのズレは顕著となります．

　勘違いして欲しくないですが，変わることが悪いと言っているわけではありませんよ．若いときにやりたいことや考え方が変わるのはむしろ健全だと思います．ただ，採用する側からすればその過程は分からないわけですし，芯のないような人にうつる可能性があるというのは理解しておくべきです．

■ 履歴書作成のポイント

　もし，みなさんがセールスマンで，ある商品を売らなければならないとしたら，どんなアプローチをするでしょうか？　いろいろな意見があると思いますが，

(1)商品の情報を熟知し，それを簡潔に表現する
(2)お客様がどういう利益を得るかを説明する
(3)お客様が関心を持つような工夫をする

　だいたいこの3つに集約されるかと思います．たとえどんなにいい物だとしても，それをいかに売るかというのはまた別の努力が必要です．ここで，商品＝自分と置き換えてみると，なにをすべきかがみえてきます．

具体的には，
(1)自分という人間を熟知し，人に説明できる
(2)病院側にとってどのような利があるかを明確にする
(3)おもしろい履歴書をつくる

　ここは本書の根幹ともなってくる非常に重要なところですので，1つずつ丁寧に解説していきたいと思います．

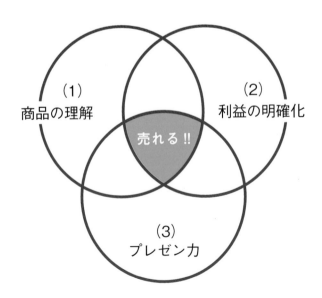

受かる人	履歴書作成に時間と労力を最大限かける
受からない人	履歴書をテンプレートで作成してしまう

自分という人間を熟知し，人に説明できる

著者である天沢は，みなさんの履歴書をより良いものにするためのお手伝いをしたいと思っています．しかし，「内容」については皆さんのこれまでの人生が基盤になるので，本という媒体を通じて個々にアドバイスをすることは残念ながら，難しいです．

しかし，手取り足取りアドバイスする必要などありません．皆さん1人1人が自分のことをしっかり見つめ直してくれれば，驚くほど履歴書を簡単に書くことができるはずだからです．

というのも，実は自分のことって分かっているようで分かっていないものです．履歴書を渡されてすぐにスラスラ書けないのがその証拠．つまり，自分という人間を的確に分析できていないのです．自分自身ですら分かっていないのに，相手に「分かってよ！」と言うのは無茶な話です（この辺りも恋愛と似ていますね）．

考えてみれば当たり前ですが，少なくとも20年以上の人生を歩んできている人たちを数枚の紙で表現しきるのは到底無理です．ですので，本来は履歴書に書ききれないという感想になるはず．にもかかわらず，多くの人がいざ履歴書に取りかかると，自己PRの数行程度ですら立ち往生してしまいます．自己分析ができていないだけでなく，面接官によく思われる自分をいかに表現しようかという気持ちが先にきてしまっているためですね．

■ まずは自分を振り返ろう

相手にどう見られるかという作業は，初期段階ですることではありません．繰り返しになりますが，まずは自分をよく知ることです．「自分が

将来やりたいこと」など未来に関することは, 1 日程度考えただけではなかなか見つからないものです. しかし, 今までなにを大切にしてきて, どういったことに力を入れてきたのか, などの過去については比較的考えやすいと思います.

成功したこと, 失敗したこと, 好きなこと, 嫌いなこと……, なんでもいいのでとりあえず紙 1 枚に列挙してみましょう. 紙に書き出すことで, これまで潜在的だった自分の情報が明確化されるはずです.

この作業が終了し, 履歴書にあらためて向かい合ったとき, 「書ききれるかな」と感じたならば, 次のステップに進むときです. 焦らない焦らない(^^)!

● AMASAWA'S PEARL ●

| 受かる人 | 商品(自分)のことを誰よりも知り, なんでも説明できる |
| 受からない人 | 商品(自分)のことをよく知らずに, 売ることだけを考えている |

さて，自分のことを知ったら，次こそ**自分を適切に売り込む段階**へと進みます．例えばですが，

> 「僕は麻雀が好きで気がつけば朝になっていることもしばしばです.」

こういう人はどこの大学にもいると思います(笑)．しかし，たとえそれが事実だとしても，これでは受かるものも受かりません．やや極端な例に感じたかもしれませんが，「あなたの長所・短所は？」と聞かれ，「長所は誰とでも仲良くできることと責任感が強いことであり，短所は人の話を聞くのが苦手なことです」などというのも**上記**と**同じレベルでイマイチ**です．

■ あなたは，病院にとって必要といえますか？

まず前提として分かっておきたいのは，病院側は**本当に君たちのことを知りたいのではなく，必要な人材配置を望んでいる**ということです．人の雇用については皆さんにはまだ難しい話と思いますが，雇う側の方が雇われる側よりもはるかに責任が重いです．雇われる側の人間はある意味，辞めるという選択肢をいつでもとることができますが，雇う側はいつでも好きなときに辞めさせることはできません．つまり，病院側からすれば**研修医の採用はハイリスク・ローリターン**なのです．かといって，研修医が不要というわけではありませんよ．**将来への投資**という意味でも，君たちは求められているのです．

勘違いして欲しくないのは，**勉強ができる人が必ずしも欲しい人材と**

いうわけではないということです．「勉強ができる＝優秀」という公式は成り立ちません．もともと医学生は，「勉強」という分野でふるいにかけられた人たちの集まりであり，その能力については一定以上の保証があるからです．

ただそうは言っても，「このままだと国試に落ちそうでは？」と思われる学力だと厳しいと判断されます．なぜならば，リスクマネジメントの観点で考えれば，国試に落ちるかもしれない人は超ハイリスクだからです．10人の採用を見込んでいたとして，そのうち3人が国試で落ちたら最悪ですからね．まとめると，並の学力は欲しいところですが，そこから先はもう関係ないと心得ておくとよいでしょう．

■ 「私の理想」ではなく「病院にとっての理想」を述べる

では，学力ではなく，実際に何が求められているのでしょうか．それは"意欲"です．当たり前だろ！と感じたかもしれませんが，ときどき意欲の方向性を履き違えている人がいるので，注意してください．例えば，よくある失敗を1例挙げます．

> 「貴院のプログラムは素晴らしく，特に救急当直では多くのことを学べると感じました．研修医同士の勉強会も多くあると聞きましたが，将来○○科に進む私としては理想的な環境です」

一見悪くない文面にみえるかもしれませんが，病院側からすれば，**君たちがどれだけのことを学べるかということよりも，君たちがどれだけ病院に貢献してくれるか**ということを聞きたいのです．上記の例では，自分がいかに学ぶことができるかという話だけであり，イマイチというわけです．後半の部分に少し加えて，

「貴院のプログラムは素晴らしく，特に救急当直では多くのことを学べると感じました．研修医同士の勉強会も多くあると聞きましたが，自分が学んだことを翌年以降の後輩たちに伝え，よりいっそう研修を盛り上げることで貴院に貢献していきたいと思います．そのためにも，日々一生懸命働きたいと考えております」

などという形で"意欲"を示すべきです．つまり，利己の意欲だけではなく，利他の意欲も加えると良いということです．

■ 意欲があっても採用されない理由

それから，トラブルを起こしやすい人ではないかというのも，リスクマネジメントの観点では重要視されます．たとえどんなに優秀で意欲の

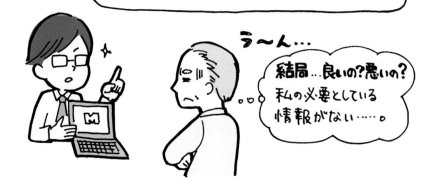

ある人でも，すぐに感情的になったり，他人を見下すような態度をとる人は，非常にリスクが高いです．そんな人よりは多少成績が悪くとも，意欲があって周りと協調性のとれる人の方が，雇用側にとってははるかに条件がよいわけです．

　勉強を疎かにしていいと言っているわけではありません．ですが，どの病院にせよ，勉強をよほど怠けている人でない限り，誰にでもチャンスがあるということを強調しておきたいです．

■ 嫌われる履歴書を書かない

　他にも，意欲のはき違えはいくつかあります．最も多いのは，自慢だらけの履歴書を作ってしまうことです．いくら自分を売り込むことが大切とはいっても，他人の自慢話ほどつまらないものはありません(笑)．事

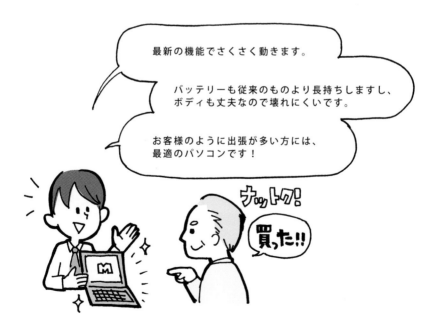

実ベースでアピールできることはもちろん書くべきですが，**いかに自分が優れているかの説明は控え目にすべき**です．自分に自信のない人ほどやりがちですが，**自信をもっていることと謙虚であることは両立すべき**なのです．

　昔，著者がある病院の集団面接を受けたときに「自分は○○をやって，△△の賞をもらった」とか「自分は人と違って××だ」などと，一生懸命自己アピールしているつもりの人がいました．ですが，「**そんなに優れているはずなのに，今みんながどんな気持ちになっているのかも分からないのか？**」という不快感しか抱きませんでしたね．常に成績上位の人だったらしいですが，結果は言うまでもありません．

　ということでやるべきアクションとしては，**先ほど列挙した自分の要素から病院側にとってアピールとなりうる部分**(利他の意欲)を抽出しましょう．その作業が終われば次のステップに進むときです．

● AMASAWA'S PEARL ●

| 受かる人 | 相手が必要とする情報に重きをおいて商品(自分)を売り込む |
| 受からない人 | 商品(自分)の良いところをひたすら挙げて強引に売り込む |

7-5 おもしろい履歴書をつくる

　最初に誤解のないように言っておきますが，おもしろい履歴書とは面接官を笑わせるような履歴書のことではありません(笑).

　マッチング本番の履歴書は見学の時とは違い，病院指定の履歴書であることが多いと思います．中身は多少異なるものの，「志望動機」の欄は必ずあるでしょう．ここで筆が止まってしまう人が多いのですが，ハッキリ言ってここは無難でいいです.

　というのも，志望動機ってみんな似たりよったりなんですよ．例えば，救急が有名な病院なら，みんな救急のことを書きます．かといって，奇をてらって救急以外のことを書けば，「君はうちの病院の売りをちゃんと見たの？」と思われるかもしれません.面接でもたいてい最初に聞かれる定番の内容ですが，ほとんど差はつかないと思っていいでしょう.

　逆に差がつくのは，趣味，特技，大学時代に頑張ったことなどの欄です．つまり，個性が出るところですね．面接官によってはこれらしか見ないという人もいるくらいです．ですので，志望動機なんかよりもこういったところに100倍重きを置くべきなのですが，ときどき非常にもったいない書き方となっている履歴書を目にします．1例を挙げてみましょう.

- **趣味**

音楽鑑賞，読書，旅行

- **特技**

リフティング，英会話

- **大学時代に頑張ったこと**

サッカー部で6年間レギュラーをしていました．今年の東医体（西医体）では第3位の成績をおさめることができました．

別によくない？と思ったかもしれませんが，**面接官の立場からすれば，正直全く興味がわきません**(^^;)．どういう人なんだろう？と知りたくなるよりも，「あーいるいる」という平凡な印象を持たれることでしょう．繰り返しになりますが，病院側としては，ただ単にあなたという人間に興味があるのではなく，**病院にとってプラスになる人材かどうか**をみたいのです．

だからといって，内容を偽って書けとは言っていませんよ(笑)．やったこともないことを書いてもすぐバレます．そうではなく，**病院側にとってどういうメリットがあるのか**という要素を追記すべきということです．例えば，こういうのはいかがでしょうか．

- **趣味**

旅行：友人とともに世界を見て回りました．現地の人と仲良くなったことで，旅行のガイドブックにも載らないような秘境に行くこともできました．普段は経験できないことを体験できたことは，一生の財産です．

こうすればただ単に「旅行」と書くよりも，人間関係を大切にする人，価値観が「物」ではなく「人」にある人，初対面の相手にもうまく対応できる

コミュニケーション能力のある人，と感じとれますし，少なくとも大きなトラブルは起こさないだろうという印象を持たれると思います．また，「秘境ってどんなところだったの？」「なにか他に珍しい体験した？」など次の話題にもつながります．もう1つ，こんなのはいかがでしょうか．

・**大学時代に頑張ったこと**

　学生時代には学業はもちろんですが，サッカー部に6年間所属し，部員の1人としてチーム作りに貢献しました．いつも初戦敗退で悔しい思いをしていたのですが，1人1人とコミュニケーションをとり練習も積極的に声かけするよう，まずは自分が変わるようにしました．最初はうまくいかないこともあったのですが，徐々にチームが一体感をもつようになり，今年の東医体(西医体)では第3位という成績を残すことができました．チームで1つの目標に向けて頑張ったという経験を，研修生活でも活かしたいと考えております．

　これが絶対に正解というわけではないですが，少なくともありふれている「部活頑張りました！」では差がつかないことだけは分かってください．部活に限りませんが，頑張ったことの結果よりも，頑張ったことに対する苦悩やそれに対する改善のプロセス，その経験を経てどう変わったのかということが知りたいのです．

■ おもしろい履歴書とは？

　つまり，おもしろい履歴書とは面接官が質問したくなるような履歴書のことです．上記のサッカー部の例ならば，「最初はうまくいかないこと」とはなにがあったのだろう？，「練習で積極的に声掛け」とあるけど，なぜそう考えたのだろう？など色々興味が湧いてきます．

　言い換えると，経験したことを変えることはできないけど，それをど

う伝えるかは自由であり，それによって大きく結果が変わってくるということです．ここがとても重要です！　ライバルと差をつける最大のkey pointであり，この部分を理解・実行できれば，履歴書だけでなく面接の成功も約束されたようなものです．

　え？なぜ面接が関係するのかって？　それはですね，おもしろい履歴書を作ることができれば，質問を予測することも可能になるからです．おもしろい履歴書はツッコミどころ満載なので，質問も自ずとそこから生じてくるのです．ですので，予想外の質問が飛んできて焦るということはほとんどなくなるわけです．

　読者の方の中にはすべてを伝えなきゃ！と思う人もいるかもしれませんが，自信のあるところほど質問の余地を残しておくべきであり，実際に自分の口から話す方が効果は高いと言えます．ツッコミどころがない完璧な履歴書は一見理想のように感じますが，非常におもしろみに欠けますし，面接でも苦労してしまいます．

　よく「面接で失敗した！」という話を聞きますが，たいていは履歴書作成の段階ですでに失敗しているのです．おもしろい履歴書をきちんと仕上げれば，変な質問が飛んでくることはなくなり，落ち着いてのぞむことができます．

　ということで，ここまでの履歴書に対する3要素
　(1)自分という人間を熟知し，人に説明できる
　(2)病院側にとってどのような利があるかを明確にする
　(3)おもしろい履歴書をつくる

について説明してきました．繰り返しになりますが，これら3つをベースに履歴書作成を行うことで，どれだけ本番が楽になるかが大きく変わります．本来の実力を出しきるためにも，時間をかけてじっくり仕

上げてくださいね.

■ 最初の例に戻ってみよう

　以下蛇足ですが, 7-4 の例(88頁)の改善例を示しておきたいと思います. まずは最初に出した例から.

> 「僕は麻雀が好きで気がつけば朝になっていることもしばしばです.」

↓

> 「私は1つの物事に熱中する性格であり, 取り組んだことは最後までやり通します.」

　これも言い方1つで, 全く別人のような印象ですね(笑). 麻雀が悪いとは言いませんが, やはりギャンブル好きは一般受けしないと思っていいでしょう. 麻雀好きなドクターも多いですが, 面接という公の場では適しません.

　続いてもう1つの例です. こちらは一見良いように見えますが, 実はイマイチな例です.

> 「長所は誰とでも仲良くできることと責任感が強いことであり,短所は人の話を聞くのが苦手なことです」

　これだと長所の「誰とでも仲良くなる」と短所の「人の話を聞くのが苦手」が相反しているように感じます. また,短所は改善を見込めるものにした方が良いでしょう. ですので,

「長所は責任感が強いことです．そのため，ときに一人で悩みを抱え
込んでしまうことが短所として挙げられますが，普段から誰とでも
仲良くすることを心掛けているため，落ち込んだときに悩みを相談
できる友達がいることが最も大きな強みだと思います．」

　今回の例はあくまで著者が提案する例です．もっと良い変え方がある
かもしれませんが，参考にしてみてください．

●AMASAWA'S PEARL●

| 受かる人 | この商品（自分）にはなにかある！と興味をもたせる説明ができる |
| 受からない人 | 商品（自分）について堅苦しく冗長な説明を書いてしまう |

7-6 細かいことイロイロ

　履歴書1枚作るだけでも大変だったと思いますが，**正直ここまできちんとできる医学生は滅多にいません**．もしそれができたのならば，自信を持って本番にのぞめるはずです．

　本書の最初の方で，「**そもそも勝負の土俵に上がっている人は少ない**」と述べました．ここまで読んでくれた皆さんなら，この言葉の意味がよーーく分かったと思います．ここまで順当に進められれば，**皆さんは病院にとって欲しい人材になれる**はずです．

　最後に，本文に書くほどではないけど，細々とした注意点を記載しておきます．参考にしてください．本書もいよいよラストスパートに向かっています．最後まで楽しみながら読んでくださいね(^^)！

● AMASAWA'S PEARL ●

受かる人	しっかりした事前準備が，本番での自信になると知っている
受からない人	根拠のない自信で，不安をカバーしようとする

履歴書でその他に気をつけておきたい 10 のコト

① 作成した書類は全てコピーをとっておく

② 履歴書作成は本番 1〜2 か月前に行うのがベスト

③ 写真は写真館で撮影したものを使用する

④ 丁寧な字を心がける

⑤ ミスをしたら一からやり直す（修正液は絶対 NG）

⑥ 見学の時とは違い，封筒の表側の左下には「初期臨床
研修応募書類　在中」（赤字）と書く（例参照）

⑦ 送付状をつける（例参照）

⑧ 書類はクリアファイルにまとめて入れる

⑨ 送る日は早すぎず，遅すぎず（受験番号に関与する可能性
あり）

⑩ なるべく速達にする

■ 送付状の例

令和 3 年 7 月 22 日

○○病院
人事課
担当者様

〒 123-4567
○○県○○市○○区○○町○丁目○
マッチングマンション○○号室
○○大学医学部医学科 6 年
○○ ○○
連絡先：010-1234-5678
E-mail：matching@umakuike.ukaru.jp

拝啓 時下益々ご健勝のこととお慶び申し上げます.
私, ○○大学医学部医学科 6 年の○○ ○○と申します.
この度, 貴院の初期臨床研修医採用試験の受験を希望致しますので,
指定の書類をお送りします.
ご査収くださいますよう, よろしくお願い申し上げます. 敬具

記

1. 履歴書
2. 卒業見込証明書
3. 成績証明書
4. 返信用封筒

以上

いざ試験！
素の自分で勝負！

第 **8** 章

いよいよ，皆さんが最も気になっているであろう，マッチング試験本番の対策についてお話をしたいと思います．とはいえ，ここまで頑張ってきた皆さんは，すでにかなりの advantage を築き上げています．**自分を採用しなければ損！**くらいの気持ちで挑んできてください．きちんと対策していれば，「なんだ，こんなものか」と拍子抜けすると思います．

■ 遅刻はダメ！絶対に！

見学同様，**遅刻は絶対 NG** です．何度も言いますが，交通機関の乱れなどは言い訳になりません．表面上は「しょうがないね」という対応をしてくれるでしょうが，面接官の心の中は確実にマイナス評価です．採用する側からすれば，**大事な場面で遅れる人はかなりハイリスク**ですからね．遅くとも，**30 分くらいは余裕をもっておく**といいでしょう．

■ 人は外見で判断される

服装は**スーツ**が基本です．試験会場に入る前にもう 1 度，**身だしなみの再チェック**をしましょう．例えば，ネクタイが曲がっていないか，シャツの一部が外に出ていないか，靴紐がほどけていないか，スーツにゴミやフケが付着していないか，スーツにしわがないか，ボタンの締め忘れがないか，メガネの汚れを拭いたか，髪はきちんと結んでいるか，お化粧直しが必要ではないか，ストッキングが伝線していないか，社会の窓は閉まっているか，などなど……．第一印象で損をすると，取り返しが難しくなります．外見がきちんとしていないと中身をみる気すら起きなくなりますからね．

また，「夏」が本番になると思いますので，**移動中にシャツが汗だくになる**なんてこともあるでしょう．**タオル**と**予備のシャツ**は持って行くこ

とをオススメします.

■ スマホは危険度 NO.1！

　当たり前ですが，試験会場では**スマホを常時 OFF** にしておきましょう．スマホ依存症の人は「使用禁止」と言われたにも関わらず，無意識に触ってしまう癖があるようなので注意してください.

■ 腹が減っては戦ができぬ

　地味に大切なのが，**お昼はどうするのか**ということです．病院によっては 1 日がかりになるところもあるので，お弁当が出るのか，自分で用意すべきなのか，近くに食事処はあるのか，などを事前にチェックしておきましょう.

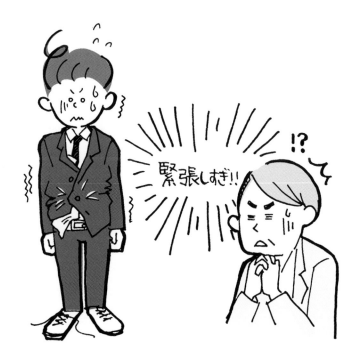

遅刻をしない，身だしなみを整える，スマホの電源を切る，お昼を確認するなど，当たり前過ぎる内容かもしれませんが，**本番では多くの先輩たちがこういった凡ミス**を連発しています．余力があれば，皆さんも試験会場で周りを見渡してみてください．「あーやっちゃってますな……」という人を必ず見かけると思います．

● AMASAWA'S PEARL ●

受かる人	常識的なところは人と差をつけるところではないと知っている
受からない人	「自分は人とは違う」と奇をてらい，当たり前のことができない

★本番前 CHECK LIST★

- □ ネクタイの位置
- □ 靴紐
- □ スーツにしわ
- □ ストッキング
- □ 汗対策
- □ 社会の窓
- □ 試験開始時間
- □ 昼食

- □ シャツ
- □ スーツにゴミ・フケ
- □ ボタンの留め忘れ
- □ お化粧
- □ 髪の毛
- □ 交通機関
- □ 携帯 OFF ！

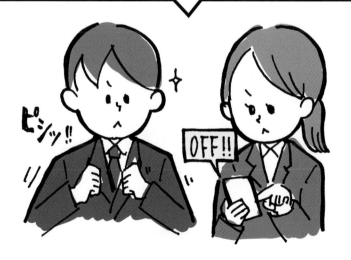

「極意」なんて聞くと，絶対に受かる方法を期待するかもしれませんね（笑）．ですが，この世に１つの方法論のみで成功する術は存在しません．また，絶対もありえません．残念っ……！ しかし，**必要なことをいくつか積み重ねることで合格に限りなく近づくことは可能です**．面接，筆記試験，小論文に分けて解説していきます．

■ 個人面接のキホン

まずは，個人面接について．入る前からドキドキですよね．ですが，まずは**冷静**になることからです．今一度，「自分を採らなきゃ損だよ？」という強気を取り戻してください．そして呼ばれたら，**ノックをし，「どうぞ」と言われてから扉を開けましょう**．

入ったらすぐに「△△大学の○○ ○○と申します．本日はよろしくお

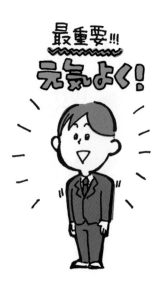

願いいたします」と元気よく挨拶をします．そしてイスの隣に立ち，指示されてから座るようにします．ここまでを一連の流れとして頭に叩き込んでおきましょう．どの病院でも共通して使えますから，事前にシミュレーションしておくことです．

　ここから先は，皆さん個人個人に対する質問になると思うので，ケースバイケースです．きちんと事前準備(履歴書作成)ができていれば，難なくクリアーできることでしょう．ただ，皆さんにあえて1つアドバイスをつけ加えるならば，簡潔に論理的に話をしようということですかね．

■ 「答え」は少し足りないくらいがちょうど良い

　だらだら説明して，「で，結局なにがいいたいの？」と思われるのが一番マズいです．どんな質問に対しても，簡潔に論理的に話をすることは非常に大切です．着地点(結論)さえしっかりしていれば，多少説明が足りない？と思うくらいが実はちょうど良いのです．万が一足りていなくとも，面接官から追加の質問をされるだけです．

　言い換えれば，「結論＋その根拠となる短い説明」です．おもしろい履歴書を作るためには，ツッコミどころを残しておくべきと言いましたが，面接でもこれは同様なのです．喋りが苦手な人も，ここを意識するだけでぐっと良くなると思いますよ．

　もしも，即答できない予想外の質問がきたとしても焦る必要はありません．一呼吸置いて，自分なりの考えを伝えればいいです．むしろ慌てて話すと，自信のない印象を与えてしまいます．やや Advanced ですが，予想通りの質問がきたときにも同様の素振りをしておくと，絶妙なカモフラージュになります．用意していた質問が来ると，ついつい「キタッ☆」とテンションが上がって即答したくなるものですが，そこをぐっとこらえて考えるフリをするのです．俳優 / 女優顔負けの演技を期待し

ています(笑).

　また，履歴書作成のところでもお話しましたが，**わざわざマイナス要素を出す必要はありません**．ここはあくまで大人の対応を．嘘はダメですが，聞かれてもないことをわざわざ言う必要などありません．それよりも**自分の良いところを出す**ことに重きを置きましょう．もちろん，**自慢になってはいけません**．さじ加減が難しく感じるかもしれませんが，客観的に自分をみたときに，嫌なやつに映っていなければ大丈夫です.

　欲を言えば，**履歴書と全く同じ回答になるのは避けたい**ですね．例えば，「なんで当院を志望したの？」という定番の質問に対して，履歴書に書いたことをそのまま読み上げるのは，かな～～り頭が悪くみえます(笑)．10～20秒くらいに留まるように**内容を抜粋して伝える**と良いでしょう．

■ 面接は「履歴書に書いたことの質疑応答」である

　とはいえ，質問にちゃんと答えられるのか不安が残ると思います．その不安を解消するためには病院側の立場に立ってみることです．面接官の立場からすれば，君たちがいい子ちゃんになることなど百も承知です．その上，数分程度のやり取りしかできない状況で，君たちの本当の姿など分かるはずがありません．

　ですので，**履歴書でじっくり君たちのことを知ろうとする方がよっぽど理にかなっている**のです．どちらかというと面接は，その人の雰囲気や受け答えの感じなどの印象を見ているのが大きいです．つまり，採用側からすれば，**面接というのは履歴書に書いてあることの確認と気になったことへの質問の時間**なのです．裏を返せば，質問の内容自体にそれほど価値は置いていないということなので，事前の履歴書作成ときちんとした受け答えで勝負は決まるというわけですね．相手の意図が分か

れば，もう必要以上に恐れることはありませんよね．

■ 集団面接で大切なのは？

　続いて，集団面接について．重要な点として，よく言われているのは協調性です．これについては，著者も完全に同意です．極論をいうと，集団面接では何を言ったかはほとんどみていません．では何をみているかというと，集団におけるその人の立ち位置(キャラクター)や他の人への対応をみています．

　例えば，履歴書において「優秀な仲間と切磋琢磨したい」という文面はよくみかけます．しかし，集団面接で自分の意見ばかり通そうとするならば，「切磋琢磨じゃなくて，人と競争して自分が優れているという認識を得たいだけじゃないか」という感想を持たれる可能性が高いです．

　つまり，個人面接と違ってアピールよりも協調性に重きを置くべきなのです．もちろん，自分の意見を全く発信しないのは論外ですが，他人の発言時に「傾聴する姿勢」こそがポイントとなるでしょう．

　また，集団の中での役割も大事です．一般の就活本をみてみると，「積極性を示すためにもリーダー役が良い」と書いてあることが多いです．しかし，医学生の就活では必ずしもそうとはいえません．普段からリーダー役をしていない人が無理にリーダー役を演じているとすぐ分かります．そのように無理に演じるよりも，自分らしいところでのびのび発言する方がよっぽどステキです．もちろん，リーダー役がピッタリな人はガツガツ進行しちゃってかまいませんけどね(笑)．

■ 集団面接の「発言内容」でプラス加点を目指せ！

　先ほどは，「集団面接では何を言ったかはほとんどみていません」と言

いました．しかし，最近の医学生は協調性を重んじることを当たり前にできる人が増えてきています．本書の初版(2017年)のときには，個人プレー大好きくんであふれていたので，それだけでも十分でした．しかし，本書の効果もあって(？)，明らかに全体のレベルが高くなっています．こうなってくると，協調性一本で乗り切るのは少々心許ないです．

　余力のある人は，「発言」の方でプラス加点を狙いにいくことも検討してください．具体的にどうするのかというと，**前の人と同じ意見＋必ずなにかをプラスする**ということです．

　例えば，「イチゴとリンゴどっちが好きですか？」という質問に対して，前の人(Aさん)が「イチゴが好きです．甘いからです」という意見を言ったとしましょう．次にアナタが意見を求められたとき，「私もAさんに同じです」だけではなく，「私もイチゴが好きです．Aさんと同様の理由はもちろん，ビタミンCが豊富で肌にいいことも理由に挙げられます」などと**自分なりの意見を付け足す**ことが肝心です．

　対抗馬のリンゴに変えても悪くはないのですが，イチゴに意見を付け加えた方が協調性も同時に示すことができます．また，上記の例はどちらの立場にたっても良いものでしたが，医学系では明らかに片方が正解(ex.患者さんの話を真剣に聞くべきか否か)ということもあるので，**前の人の意見に1つプラスする方が万能**です．

●AMASAWA'S PEARL●

| 受かる人 | 面接の極意をつかみ，あとはひたすら練習を積む |
| 受からない人 | 面接の極意を知るだけで終わってしまう |

　第7章ですでにお話ししていますが，病院側は**勉強ができる人が必ずしも欲しいというわけではありません**．「このままいけば国試に落ちないだろう」という学力さえ見せつけられれば大丈夫です．そこから先は1点2点の差など関係なく，面接での勝負です．

■ 下克上してみないか?!

　マッチングの結果が出ると分かるかと思いますが，「え？アイツが落ちたの!?」ということもあれば，「え？アイツが受かったの!?」という逆さま現象はよくみられます．成績が真ん中くらいの人からすれば，「上位の人は選びたい放題だな〜」と思うかもしれませんが，それは**大きな勘違い**です．もしも，「自分に分相応の病院選びをしよう」と考えているならば，本当にもったいない！！

　たしかに，一見上位グループは，自分の希望する病院に行く人が多いように思います．しかしそれは，**マッチングにもまじめに取り組む人が多いから**というシンプルな理由です．今まで誰もちゃんと言ってくれなかったかもしれませんが，**その気になれば誰にでもチャンスがあるのが**マッチングなのです．

■ 筆記試験では差をつけられない

　筆記試験の具体的な対策は，**その病院の研修医に聞くのが一番**です．共通するのは，**過去問対策**ですね．過去問対策＋αくらいやっておけば，平均点以上は目指せるでしょう．6年生夏の時点で国試勉強が十分に進んでいる人というのは数えるくらいしかいませんから，「全然勉強してないや……」と諦める必要はありません．

最後に１つだけ！　これはアドバイスではなく，著者からのお願いです．**筆記試験で落ちた人をバカにするのは絶対にやめましょう**．自分が受かってライバルが落ちたときにホッとしてしまう気持ちは分からないでもないのですが，明日は我が身です．マッチングだけに限った話ではありませんが，悪口を言う人は同じ数だけ悪口を言われることになりますので……．

●AMASAWA'S PEARL●

| 受かる人 | 難問にこだわらず，みんなができるところをきちんと解く |
| 受からない人 | 勉強ができる人には敵わないと早々に諦めてしまう |

　小論文が出題される病院はそこまで多くないと思いますが，あれば**必ず対策をした方が良い**です．とはいえ，受験勉強のときのようなガチガチな感じにする必要はありません．次のポイントをおさえておいてくれさえすれば，大丈夫です．

■ 小論文の絶対ルール

　まず初めに，小論文の大前提として**絶対に感想は書かない**ということが必要不可欠です．そのため，「〜と思う」「〜と感じた」などの文言は避け，「〜と考える」「〜である」などの**意見を言う姿勢**が重要です．この大前提がないと，どんなに内容が優れていたとしても０点です．

■ いきなり文字を書き出さない

　小論文は書く前に良し悪しが決まります．みんな内容ばかりに目が行きがちですが，**議題選びがほぼ全て**です．議題選びがうまくないと，いい小論文は絶対に書けません．

　結論から言うと，**賛否両論ある議題を選ぶ**ことです．病院によってはテーマを与えられることもあるでしょうが，そのテーマの中から**自分なりに議題を設定し，それに対して論を展開していく**，というのが基本の流れです．

　もう少し，具体的にお話ししましょう．まずはよくある失敗例を取り上げたいと思います．例えば，「いじめはあるべきか」という議題にしたとしましょう．当然，「ない方が良い」という結論になりますよね．ここから，いじめはない方が良いという理由をいくら華麗に展開したとして

も，面接官にはほとんど響きません．なぜなら，**みんな似たような理由になるから**です．「そんなこと，君にわざわざ論じられなくても分かっているよ」という感じです．逆に他人と差をつけようとして，「いじめはあるべき」という立場で書いたとしたら，もはや理由すら読んでもらえないでしょう(笑)．要するに，**答えのあるものは議題にしても意味がない**ということです．正解があるものを答えるのは筆記試験であり，小論文では**答えのないものへの考え方**を重視したいのです．

■ いい子ちゃん発言はいらない

小論文において，**八方美人はご法度**です．こちらも，例を出して説明していきましょう．例えば，「いじめをした人にはきつい罰則をつけるべき」という議題です．これならば賛否両論ありますよね．ここで，「いじめは社会的に大きな問題であり，なくすためには罰則が必要であるかもしれない．しかし，いじめにも程度の差があり，それぞれのケースでどの程度の罰則を設ければ良いか統一は難しく，今後は社会全体でこれらの問題に取り組む必要がある」と論じたとしましょう．一見,非の打ち所がありません．しかしですね，小論文としては価値がありません．小論文とはあくまで「論じる」場であり，**どっちつかずの意見を言う場ではありません**．言い換えると，**無難な意見はいらない**ということです．

つまり，小論文では賛否両論ある意見に対して，**立場をハッキリさせておくということが大切**です．どちらが正しいという答えがない以上，どちらの立場にたっても構いません．その立場をとった理由を，筋道立てて論じるのが「小論文」です．

ここがきちんと分かっている人は意外と少ないです．多くの人は内容で差をつけようとしがちですが，みんな似たり寄ったり．自分だけが素晴らしい意見を出せるということは，残念ながらほぼありません．議題選びの重要性に気づいていただけたことでしょう．

■ 設計図を準備しよう

議題と立場を決めたら，自分のとった立場のメリット・デメリットをメモ用紙に箇条書きしましょう．それができたら，あとは字数に合わせて本文を書くだけです．

■ いざ，本文を書こう！

(1)賛否両論ある議題を出す：なぜその議題を選んだかの理由もつけると◎
(2)相手の意見もたてる：「たしかに〜だけれども」と対抗馬をたてる
(3)自分の意見を論じる：理路整然と
(4)結論：自分の意見を要約し，もう1度強調する

このような構成が基本になると思います．割合としては(1)：(2)：(3)：(4)＝1：2：6：1くらいですかね．また，受験のテクニックとしてお馴染みではありますが，本文中では自分とは反対の意見をたてることも忘れないでください．

もう1度繰り返します．賛否両論ある議題を設定し，自分の立場を明確にする．それぞれの立場のメリット・デメリットをメモ用紙に箇条書きにしたら，あとは4つの構成と字数に合わせて肉付けするのみ．

あ，そうそう．最も大切なことを伝え忘れていました．それは，丁寧な字で書くことです．そのためにも，時間配分も忘れないでくださいね．汚い字や薄い字などでなにが書いてあるのかよく分からないものは絶対に読んでもらえませんので．

受かる人	小論文の「議題」に最も時間をかける
受からない人	小論文の「理由」に最も時間をかける

さらにレベルアップしたい人へ

　上記のことを前提として書ける人には，内容をブラッシュアップする方法も少し紹介したいと思います．それは，自分の体験談を交えて書くことと研修医としての視点も含めることです．これら2つを加えることによって，"あなた"という人間性が見えてくるような内容になるのが良いです．さらにAdvancedですが，自分のとった立場が個人のメリットにおさまらず，社会全体のメリットになる視点も書けると，なお良いですね！

試験を終えたら　第 9 章

マッチング本番，お疲れさまでした．きちんと対策して良かった〜！という実感がふつふつ湧いてくる頃かと思います．解放感に浸っているところ申し訳ないですが，もう少しお付き合いください(笑)．試験本番後に絶対に忘れてはいけないのが**マッチング順位登録**です．

■ 本試験の御礼メールは必要か？

……と，その前に1つだけ．よく，試験後の御礼メールを送るべきかという質問があるのですが，基本的に必要ありません．病院にメールを送るべきタイミングとしては，

① 見学申し込み時
② 見学終了後
③ マッチングした後

以上3回だけで十分です．試験後に御礼メールを送らずに合否が決まったという話は聞いたことがありませんし，病院側は事務作業で追われている時期ですので，あえて送る意義は乏しいです．

■ 最後の決断に役立つのは……

本書に沿って対策した皆さんは，行きたい病院が3つあるはずですよね．ですので，順位登録は逆に迷うかもしれません．ここで注意すべきは，**試験の手応えで決めない**ことです．手応えと結果が一致しているとは限りません．あまり難しいことを考えずに，ここが1番良いかなと感じた病院を素直に選んでいきましょう．

| 受かる人 | 最終登録順位を理屈と直感で選ぶ |
| 受からない人 | 最終登録順位を理屈のみで選ぼうとする |

順位登録に際して，必ず出回るデマ情報

　順位登録をする際に必ず出回るのが，「1位にしなければ受からない」というデマ情報です．第2志望以下にすると，希望する病院に行ける可能性はゼロになるという噂ですが，これは絶対にありえません．アルゴリズムのシステムを全く理解していないか，不安からデマカセを言ってしまっているのか，自分が落ちたときの保険のために言っているのか……．

　また，病院側から「ウチは第1志望以外とらないよ」と言われたという話も聞きます．これはそもそもルール違反ですが……，たとえ言われたとしても，それは君たちを試しているに過ぎません．前にも言いましたが，マッチングのシステムは学生の皆さんに有利なわけです．病院側からすると，受けた人の中からしか選ぶことができません．それに加えて，順位登録した人数や第一志望者数などの結果も公になります．人気のない病院はますます人気がなくなっていく原因となるので，これは非常に困るわけですね．ここまで分かれば，相手側の思惑もハッキリしてくることでしょう．

　そもそもの話ですが，アルゴリズムは公平性を保つために取り入れられたシステムです．病院も君たちも，お互いの順位については知ることができない仕組みになっています．結果が出た後なら，「あーあの子はうちの病院が第1志望じゃなかったんだな」ということは分かりますが，マッチング発表前に知られることは絶対にないのです．（ありえませんが）もしも万が一，病院側が関係者から情報を得ているような事態があったとしても，そのような裏工作をする病院など行かない方が良いと思いませんか？

受かる人	デマ情報をシャットアウトし，正確な情報を掴める
受からない人	情報を取捨選択できず，自らも他人に情報を流す媒体となる

本書で対策した皆さんにはあまり関係ない話ですが，**中間発表の結果には惑わされないで欲しい**と思います．倍率が例年より多いから変更する……．難しいと思っていた病院の第1志望者数が少ないから変更する……．こういった戦法をとる人をたまに見かけますが，それは意味がありません．というか，この戦法を使う人はちゃんと対策していない人です．いかなる人でも結果が出るまでは不安な気持ちを払拭することはできませんが，結果から逃げるような姿勢は**マッチングに真剣に取り組んでいなかった証拠**です．

もう1度確認しておきますが，皆さんの目標は**希望する病院にマッチすること**ですよね．それは決して，第1志望にマッチすることではありません．そのために，複数の希望する病院を見つけることを頑張ったのですから．著者は，希望する病院を第1志望，第2志望，第3志望とするやり方はイマイチで，第1志望を複数見つけると良いと述べました．マッチング終盤にきて，このやり方の強みを実感していただいていることかと思います．最初は戸惑いもあったかもしれませんが，信じてついて来て良かったでしょ？

……さて，著者への賛同・反対は置いておくとして（笑）．要するに**周りの友達に振り回されない**ことです．不安な気持ちはみんな一緒．「落ちたら恥ずかしい」「みんなにバカにされる」「スタートからつまずきたくない」という気持ちが弱気にさせるのでしょうが……．少なくとも，本書で対策したみなさんならきっと大丈夫ですから（^^）！

あえて著者からアドバイスできることとしては，**順位を人に教えない**ことですね．マッチングを気持ちよく終わらせたいのなら，必ずそうしてください．マッチング発表後は必ず，誰がどこに行くという話で盛り

上がります．そのときに，「あいつは○○病院が第1志望だったらしいけど，マッチしたのは第3志望だったらしいよ」とか言われても気にしないのであれば周りに言ってもいいですが，そういうのを言われるのが嫌なのであれば，自分の中に留めておくしかありません．「第1志望でも第3志望でも同じくらい行きたい病院なんだけどな～」と思っていても，他の人がどう捉えるかは別の話です．「私は言わないし，他の人のも聞かない」というスタンスが一番平和です．

●AMASAWA'S PEARL●

受かる人	順位登録を終えたら，結果が出るまでマッチングのことは忘れる
受からない人	終わった後に「なんとかできないか」と考えている

いよいよ結果発表！

　期待と不安を胸に秘めつつ，迎えた発表日．さあ，マッチング公式サイトで結果をみましょう！

　しっかり本書で対策したほとんどの人は，**希望する病院へ無事マッチ**したことだと思います．マッチした病院に**御礼＆ご挨拶のメール**を出しておきましょう．また，病院見学でお世話になった先生の連絡先を知っていれば，その人に一報入れておくのも◎です．

　残されたタスクは，**落ちた人を笑わないこと**のみです．しっかり対策した皆さんからすれば，あまり対策をせずに落ちた人は自業自得のように感じると思いますが，そこはグッとこらえて！　それよりも，これから同じ道を歩む後輩たちに適切なアドバイスをしてあげてください．もしも，本書が気に入ってくれたのなら，本書に自分なりのアドバイスを添えて伝えてあげると喜ばれるかもしれません．

● AMASAWA'S PEARL ●

受かる人	マッチング対策が良い思い出となる
受からない人	「マッチング対策はいらない」という感想しか残らない

■ メールの例(マッチング後)

件名：内定の御礼

○○病院
○○部署　ご担当者 様

突然のメール失礼致します。
○○大学医学部 6 年の○○ ○○と申します。

先日，マッチング評議会より貴院内定のご連絡をいただきました。
本当にありがとうございます。

貴院での初期臨床研修を心から望んでおりました。
私にできる限り，貴院に何かしらの貢献ができるよう努力したいと考え
ております。

また，今後の予定などありましたら下記のアドレスにお送り頂けますと
幸いです。
早急に対応致します。

まずは取り急ぎ御礼申し上げます。

○○大学医学部 6 年
○○ ○○
〒 123-4567
○○県○○市○○区○○町○丁目○　マッチングマンション○○号室
Tel：010-1234-5678
E-mail：matching@umakuike.ukaru.jp

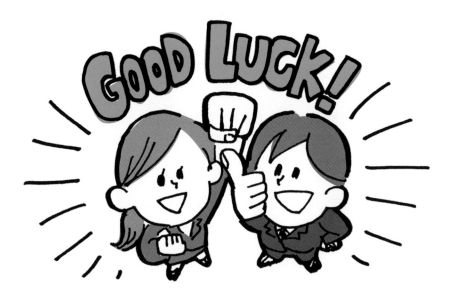

マッチングで気になること
Q & A

Q 実習をズル休みして見学に行きたいです.

A 本命の病院に限ってはやめておいた方が良いと思います. さすがに
1人1人調べることはないものの, 病院によっては大学に確認するとこ
ろもあります. とはいえ, 本命の病院でないのであれば, 自大学の実習
に迷惑のかからないという前提で動くのはアリだと思います.

Q 見学はいっぱい行った方が有利なのでしょうか?

A 本文でも触れましたが2回が個人的にはベストです. 見学ではマイ
ナス評価を受けないことが, プラス評価を得るよりも圧倒的に大切です.
たとえ5回行って4回が良かったとしても, 1回でも「アイツはダメだ」
という評価をつけられてしまうと, 受かるものも受からなくなります.
　病院によっては, 1回でも大丈夫なところもあります. このあたりは
病院ごとに事情も異なるので, その病院に受かった先輩に聞くのが1番
ですね.

Q 学力に不安があるのですが…….

A こちらも本文で触れましたが, 医師国家試験に受かるだろうと見込
まれる実力があれば問題ありません. 逆に成績がよい人は, 頭でっかち
にならないよう気をつけてください. 各病院の試験は過去問対策さえ
しっかりすれば, まず切り抜けられます.

Q 「君は絶対合格!」と言われました. 内定は確実ですね.

A 口約束は絶対に鵜呑みにしてはいけません. 病院側からすれば, 君
たちが絶対に来るという保証はないのです. というか, 口約束をして裏
切るのは学生たちの方が圧倒的に多いということは知っておきましょう.
口約束をもらった学生が, 「絶対落ちない保証をもらえたし, ほかの病院

に挑戦してみようかな！」と考えるのはよくある話です．見学でも「第1志望です！」とみんな言うでしょう？　病院側だって言うだけなら自由なのです．反故にされても，だれも文句は言えません．

　個人的には，病院側も口約束をしない方がむしろ良いと思いますけどね．だって，「あらかじめ口約束をしてくれる病院」というレッテルは後輩たちにも確実に伝わりますし，逆にその病院で口約束がもらえなければ，「約束をもらえなかったから，私は無理なんだ」とせっかく来たかもしれない優秀な人材を逃してしまうことにもなると思うので……．

Q 先輩たちの話を聞くと，希望する病院でやっていける自信がありません．

A 先輩の苦労話は話半分で聞いておくことです．皆さんもそうだと思いますが，非日常的な体験の方が印象に残りやすいですよね．例えば，医学部入りたての1年生に，「病院実習ってそんなに大変じゃないですよね？」と聞かれたら「いや，こんなエピソードがあった」など，少し大げさに言ってしまう人もいるのではないでしょうか．全員がそうとは言いませんが，話を盛る人はどこにでもいるものです．逆もしかりで，「ウチの病院はウワサされているよりも相当ラクだよ！」という甘い話にも注意ですね．いずれにせよ，極端な話は的を射ていないことが多いです．

Q 病院説明会はいつ行けば良いのでしょうか？

A 5年の春or夏に1回行けば十分でしょう．仮に2回行くなら6年夏に行くのはありかもしれません．なぜなら，来年先輩になりうる人たちと直に会えるからです．見学ではそう多くの先輩に会うことはできませんからね．ただ，個人的にはあえて参加するほどのことでもないと思います．"時間があれば，2回目参加するのもあり"くらいですかね．

Q 病院説明会は私服でいいですか？

A スーツで行きましょう．ダメではないですが，私服は確実に浮きます．

Q 出身大学は考慮されますか？

A 実際に働いている研修医の出身大学から，**大まかな傾向はつかめる**と思います．病院側も関連病院との兼ね合いがあるので，ある一定の枠が設けられているところも多いです．しかし最近では，医局という組織にこだわらない人事も増えてきているので，**素直に自分が行きたい病院を選べばいい**と思います．出身大学以外は絶対ダメ！という病院はほとんどありませんし，万が一あったとしても，そんな病院は行かない方がいいでしょう．

Q 国立・私立の差別はありますか？

A どちらかに偏る病院はたしかにあります．ただ，国立・私立なんて気にしているのは**ごく少数の人間だけ**かと思います．所詮，**大学までは親が作ってくれた道を歩んだだけのこと**．大学で**いかに考え行動してきたか**が重要なので，国立・私立なんて全然気にしなくて◎だと個人的には思います．

Q スクラブはいりますか？

A 基本は**スーツ＋白衣**で問題ありません．もちろん，事前に病院側から指定があった場合は用意して行きましょう．

Q 院内履きはいりますか？

A 著者および著者の友人で，院内履きがなくて困ったという話は聞いたことがありません．ただし，**汚い靴だけはやめましょう**．特に雨の日では，**替えの靴・靴下を持っていく**のは礼儀だと思います．

Q 「他にどこ考えているの?」って質問，どう答えればいいですか？

A 見学時あるいは面接時に，よく聞かれる質問の1つだと思います．これに対する模範解答は難しいですね．ただ，色々な人をみてきた経験から，**その病院と類似する病院をあげる**のが良いのかなと思っています．全く違う毛色の病院をあげてしまうと，**志望動機の軸がブレている**ようにみえるからです．例えば，「common diseases をたくさんみたいから市中病院の貴院を志望しました」と言っているのに，「他には，大学病院を考えています！」と言ったら，ちょっと矛盾していますよね．結局のところ，「**色んな病院をみたけど○○という理由で，貴院で研修したいと思いました！**」ということが言い表せればいいんだと思います．

Q 履歴書はパソコンで作成したものでもいいですか？

A 履歴書は，1つずつ丁寧に**自筆で書きましょう**．この IT 時代に時代遅れ！と思う気持ちはよく分かります．特に書き間違えたり，字が途中で曲がったり，折り目がついたり，うまく押印できなかったり，などのミスがあると1日のテンションを持っていかれます．ですが，**みんなやっていることを自分だけやらないというのはナシ**です．ここで反抗しても全く意味がありません．もちろん，パソコンで OK という通達があれば問題ありませんよ．

見学時にその科の勉強は必要ですか？

A やっておくに越したことはありませんが，**必須ではありません**．皆さんは病院を見学するのであって，実習に行くわけではないですからね．たとえ知識を問われたとしても，「勉強不足でした．教えてください」と言えば，喜んで教えてくれるはずです．

挨拶以外に，見学時に大切なことを一言で教えてください！

A ノリ（空気を読む）

見学は長い期間の方が有利なのでしょうか？

A 結果からみると，**必ずしもそうとは限らないようです**．1か月間，実習をしたのに落ちた……という話はよく耳にします．もちろん，その中で良い印象を残せれば有利に働く可能性はありますけどね．ボロが出やすいタイプの人はやめておくことを勧めます．

希望する病院に見学に行っていないのですが，受かりますか？

A 信じがたい話ですが……ときどき見学なしで本番だけ受けにくる人がいます．研修医の数をどうしても増やしたいなど，よほど切迫した事情がない限り，**見学に行っていないところは絶対に受かりません**．

緊急事態（人身事故）が発生して遅刻しそうです．対処を教えてください．

A 基本的には事前にやり取りをしたメールや HP に病院の電話番号が記載されていると思うので，そこに**できるだけ早く電話をすべき**です．慌てず，事実ベースで説明をしましょう．ただし，交通機関の乱れは**最初から想定しておくべき状況であり，言い訳にはなりません**．病院側には

誠心誠意，きちんと謝罪をしましょう．

❓ 研修途中で病院を替えることは可能ですか？

🅰 基本的には**できません**．残念なことですが，途中でドロップアウトしてしまう人は毎年一定数います．著者の知り合いでも，「人気だから」という理由だけで病院を選び，環境が合わずに途中でリタイアしてしまった人がいます．別な病院で研修を一からやり直したそうですが，病院探しから研修終了まで2回目は桁違いに苦労したそうです．ちなみにですが，研修を修了しなければ医師としての働き口はかなり狭まってしまうのでご注意を！

❓ マッチングの結果が第4志望でした．二次募集にかけます！

🅰 残念ながら，マッチング結果には絶対に従わなければなりません．「行くつもりはなかった」というのは通用せず，そこがアナタの研修病院です．「まさか自分が……」というのは誰もが思うことですので，行きたくない病院は絶対に順位に入れないようにするしかありません．

　ちょっと厳しいことを言いますが，第4志望や第5志望まで落ちる人には何かしらの問題があります．理由は多少違うものの，必ず共通しているのは「マッチング対策を自己流で行った」ということです．「え？そんなことしたの？」と驚くような話も少なくなく，まさに勝負の土俵に立っていなかったと言えます．

❓ 体力アピールが良いと聞きましたが，本当でしょうか？

🅰 著者個人としては，体力アピールはした方が良いと思います．それだけをゴリ押ししてもしょうがないですが，研修生活の中で体力が求められる場面は必ずあるからです．部活で体力をつけたでも良し，趣味でジョギングをやっているでも良し，とにかく何かしらの事柄は入れた方

が良いと思います．スポーツ習慣のない人は，マッチング対策までになにか新たに始めて，アピールの材料を作っておくのも手です．

Q 見学では採点していないらしいので，安心です．

A その情報の真偽は分かりません．たとえ本当に採点されていなくても，後で採用担当の先生が研修医に「あの子どうだった？」と質問することは日常的によくあります．病院によってはコメディカルも採点しているところもありますからね．とはいえ，変に繕う必要はなく，**挨拶などの当たり前のことをきちんとすればいいだけ**です．

Q みんなと差をつけるためにも3・4年生から対策すべきですか？

A 情報収集くらいならアリですが，**焦って動き出すのは良くない**と思います．そんなことよりも，**自分が一生懸命になれることを日常生活で見つけ，それに打ち込む方**がよっぽどマッチング合格率は上がるでしょう．初期研修は大切ですが，**通過点**であることを忘れてはいけません．また，**医学部時代の活動や仲間と過ごす時間も同じくらい大切**なことですよ．

Q 見学でデキる先生を見つけたので，そこの病院に決めました．

A **人で選ぶのはやめたほうが良い**と思います．実際にその人と接する時間は研修生活においてごくわずかかもしれませんし，自分がいざ研修するときにはいなくなっているかもしれません．例外として，**研修医の雰囲気**は病院ごとに特徴があるため，1つの指標にして良いと思います．

❓ 試験に英語があります．どうしよう……．

🅰 **あまり気にしなくてよいです．** もちろん，留学や USMLE に取り組んだ人たちはそれがアピール点になりますが，受験以降，英語にほとんど触れずに医学部を満喫している人もいるでしょう（笑）．形式だけの病院も多いので，そこまで気にしなくて良いと思います．逆に，**英語が本当に重視されている病院であれば，入った後に苦労しますよ．**

❓ 年齢が上だと厳しいでしょうか？

🅰 正直に言いますが，**苦戦する**ことは間違いないです．病院側からすれば「**若い**」という要素は，それだけで魅力的だからです．だからと言って諦める必要はありません．年齢のファクター以上に**なにかプラスになる**ことがあれば良いのです．年齢などはたかが戸籍上の話で，魅力的な人は何歳になっても魅力的です．ですが，25 歳，30 歳，35 歳，40 歳……それぞれで**求められるレベルが上がる**のも事実です．若い人にはないものを武器にしていきましょう．

❓ 結婚しています．

🅰 わざわざ私が言うことでもありませんが，自分とパートナーとの**ライフプランの兼ね合い**が 1 番大切かと思います．病院側からすれば，**しっかり働いてくれさえすればなんら問題ない**です．ただし，（特に都内などでは）**独身寮が多い**ことは留意しておいた方が良いですね．家族で一緒に住むことを希望しているならば，それに合った病院選びをすることです．

🅠 留年歴あり！

🅐 留年していても，それをどう活かしたかでプラスの評価に変えることも可能です．そんなに深刻な話ではありません．

🅠 試験後すぐに採用の連絡がありました

🅐 これはかなりグレーゾーンなのですが，それなりに耳にする話です．特に地方の病院で多くみられる印象ですね．病院側としては，早く採用人数を確保・把握したいという思惑があるためです．きちんと文書化（メールなど）されていれば，信じてもいいでしょう．ただし，何度も言うように口約束ではだめです．

🅠 マッチングの ID を聞かれました．教えていいのでしょうか？

🅐 教えてかまいません．病院側が検索する手間を省いているだけです．また，同姓同名の人がいたり，見間違えを防ぐというダブルチェックの意味もあります．

ただし，Password だけは絶対に教えてはダメです．普通はありえませんが，実際に Password を聞かれたという話も耳にしたことがあります．丁重にお断りしてください．……というか，相当ヤバい病院の可能性があるので，志望先を変更するのも視野に入れた方がいいかもしれません．

🅠 もしアンマッチになったら……

🅐 本書でしっかり対策してくれれば，心配には及びません．ただ，物事に絶対はないので，一応書いておきましょう．具体的には二次募集になりますが，自分の大学病院にするか，空きのある病院に申し込むか，という選択になります．その場合，なるべく早く動いた方が良いですね．ア

ンマッチと分かった瞬間から，すぐに病院探しをするのが良いです．

　1つ裏技ですが，国試後にお願いするという荒業もあります．国試では1割近くの人が落ちるわけですから，欠員が出たところに連絡するというのも1つの手段です．実際に，著者の友人でこの方法を使い，某有名病院でちゃっかり研修した強者もいます．ただし，非常にハイリスクな方法であり，オススメは決してしません．あくまで case report に留めておくべきです．

　全力で勝負すべきはマッチングのときのみです．二次募集はもう勝負する場ではありません．なお，アンマッチで涙する人は「あのときもっとやっていれば……」という後悔の念が大きいです．後悔することがないくらいにやり切れば，たとえアンマッチだったとしても，その後の研修でつまずくことはありません．全力でやりきってください．

先輩のアドバイス&失敗談　第 11 章

　ここでは先輩たちのあるある＆おもしろ失敗談を紹介いたします．中には「それはないだろ！」レベルのユニークな失敗も含んでいます（笑）．同じようなミスをしないためにも，ぜひ参考にしてください．

■ 待ち合わせ場所が不明（Sくん）

　「8:00 集合」と言われたので，余裕をもって 7:30 に到着しました．ですが，どこに行けば良いのかを聞き忘れていました．焦ってメールを見返しても特に書かれていないし，HP にも記載がない．病院玄関もまだ開いていないし，どこに行けばよいか分からず，右往左往していました．結局，病院の受付が開くのを待って，8:10 に担当の先生に会うことができました．結果だけみれば遅刻です．集合時間だけでなく，集合場所についても事前にきちんと確認すべきだったと反省しました．

■ 志望科が存在しない（Oくん）

　面接で「何科志望なの？」と聞かれ，その病院には無い志望科を答えてしまいました．「ジェネラルに学びたい！」といえば問題なかったのかもしれませんが，自分の場合は初期研修から専門分野に力を入れたいという志望理由だったので，見事に矛盾してしまいました．正直に答えれば良いってもんじゃないですね……．

■ 救急でバリバリやりたい（Kくん）

　「1〜3次救急まで幅広くバリバリやりたいです！」と，どこの病院でもお決まりの志望理由を面接で言いました．「ウチ2次救急しかないよ？」と言われたときには，ときすでに遅し……．病院ごとにちゃんと把

握しておくべきでした……．

■ 部活ゴリ押し（T くん）

　先輩から，「**とにかく体力アピールが大事**」だと聞いていたので，面接では部活ネタでがっつり攻めました．手応えを感じていたのですが，最後に「君，部活以外になにかないの？」と言われました．結果は……（T^T）．部活ネタだけでなく**＋αも必要**だということを，マッチングが終わったあとに気がつきました．トホホ……．

■ 他病院の悪口（S くん）

　「他にどこ考えているの？」→「△△病院です」→「△△病院より当院の方が良い理由は？」→「△△病院は正直すべてがイマイチに感じました」と答えました．自分としては**貴院が良いという相対的アピール**をしたつもりでした．……ですが，「僕は△△病院の教員でもあるんだ．イマイチなのは君だよ」と言われ，そこの病院も△△病院も落ち，アンマッチになりました．**他の病院を悪く言うのは絶対にやめましょう**……．

■ スマホ リンリン（A さん）

　面接をして数分後，着信音がなりました．その瞬間，スマホの電源を切り忘れていたことに気がつき，もうここの面接はダメだと思って，泣いてしまいました．ですが，実際に鳴っていたのは面接官の先生のものでした．完全に取り越し苦労でしたが，絶対に**自分のスマホではない！**という自信をもてなかった私にも責任があったなぁ～と思います．

■ 遊んどけ！（N くん）

　「**今しか遊べないから遊んどけ！**」．医学生ならだれしも言われたこと

のあるセリフですよね．僕はこの言葉を信じきっていたのですが，気がついたときには周りの人はどんどん先に進んでいました．「**今しか遊べないから遊んどけ！（でもやることはしっかりやっておけよ）**」が本当の意味らしいです……．

■ 慢心に注意（M くん）

病院見学も慣れてきた頃の話．「この病院どうよ？」と担当してくれた先生に聞かれ，「思っていたよりもすごく素敵です．先生方のレベルも高いですし，研修医の先生の雰囲気もすごく良いです」と，いつも通りのおべっかを使ってやりました．決まったな (￣—￣)ﾆﾔﾘ と思ったのですが，「お前適当だな！」と返されました．「は？こいつ頭おかしい！」と内心反発しましたが，見学に来てからまだ 30 分しか経っていないことを忘れていました．

■ アンマッチ＝カッコ悪いと思った（A さん）

私はとにかく人にバカにされるのが嫌で，「アンマッチ」という結果が恐ろしくて仕方ありませんでした．でも，人に誇れるものも特別ないし，喋りも苦手だし，自分に全く自信がありません．そうして迎えたマッチングの結果は，なんと第 5 志望の病院になってしまったのです．アンマッチにはならなかったけど，絶対に行きたくないと思っていた病院だけに，すごくショックでした……．二次募集をみたら，**意外にも病院の空きがあるもの**で，第 5 志望の病院よりもよっぽど行きたい病院がゴロゴロ溢れていました．同じ失敗を後輩の皆さんにして欲しくありません．**行きたくないところをマッチング登録しない**ということは最も大切だといっても過言ではないです．

■ ブランドは似合わず(Mくん)

「有名病院」であれば間違いないだろう，と思ってろくに情報収集せず，病院を決めました．その結果待っていたのは**自分には合わない地獄の環境**でした．"睡眠"と"遊び"を何よりも重視する自分にとって，忙しすぎる環境は苦痛でしかありません．同期もバリバリ働きたい人ばかりで，話が全然合いませんし……．**研修医の雰囲気が自分に合うかどうかは大切**だよ，まじで．

■ ハーバードへ留学?(Kくん)

志望していた病院の会場に行くと，周りの人たちが留学の話で盛り上がっていました．「留学していて当たり前の時代だよね」「研修医になったら英語でプレゼンしたい」など**意味不明な会話**がそこにはありました．

いざ，面接が始まると「君は留学したことある?」と聞かれ，とっさに**「ハーバード大学に留学しました」**と嘘を言っちゃいました．「おおー」と言われ，ほっとしたのも束の間，「そういえば，ハーバードってどこにあるんだっけ?」と聞かれ，「**ワシントン(!?)**」，「……英語でなにか喋ってみて」と言われ「**I……I like playing tennis(!!?)**」．……ハイ，撃沈．僕が言えたことではないですが，**嘘はつかない方がいいデスネッ!**

■ 敬語ってどこで勉強するん?(Nくん)

とある病院では，個人面接を集団で行うというちょっと特殊な方法を行っているところがあります．そこで，衝撃的な体験をしたんです．1人の受験者が志望理由を聞かれたときに，「そちらの病院では○○科が優れているとお父様がおっしゃっておりました」と言っていました．

いやいや！！　そもそも志望理由もおかしいけど，「そちらの病院 → **貴院**」「お父様 → **父**」「おっしゃっておりました → **申しておりました**」だろーが！　周りの受験生も面接官もかなりの苦笑いでしたね．**敬語も最**

低限は勉強しておきましょう．苦笑いされた僕が言うのだから間違いありません！

■ 地獄の面接時間(I くん)

面接時間は 30 分だったのですが，地獄でした．……トイレに行き忘れたのです．面接でどういうやり取りがあったのか，未だに思い出せません．

■ 待ち時間の使い方(S さん)

私が受けた病院は，とにかく待ち時間が長かった！　なにか暇を潰せるものを持っていくべきでした．

■ 完璧のはずが(T くん)

試験もそこそこ手応えを感じ，身だしなみを整え，準備万端でいざ面接へと向かいました．……が！　入った瞬間に一言．「君，靴汚い」．雨の日には，しっかり靴を拭いておきましょう．オシャレは足元からとも言いますからね．

■ オシャレをどこまでするか(S さん)

病院見学にハイヒールで行って大失敗！　なるべくカツカツ音をさせないように行動したから，ぺたんこ靴の 3 倍は疲れた．女子はスーツ用のパンプスで，ヒールは高くても 5 cm くらいまでがオススメかな．あと，ストッキングの予備があると良いよね．それから，化粧は控えめにしておくのが無難(個人的にはガッツリしたかったけど)．髪の毛は結んで，清潔感を大切にね．あ，マニキュアは控えておくのが無難だよ．

■ 恋(F さん)

　特にマッチング対策をしていなかった私．先輩がオススメする病院に見学に行ってみると，担当してくれた研修医がカッコ良すぎてキュンキュン♡(笑)　そこから猛対策をした結果，そこの病院に見事マッチ．……できたのはいいのですが，すでにその先輩はいませんでした．2年目の先生はいなくなる可能性を考慮しておくことが大切ですね(今，その方とお付き合いしています♡)

■ 立つ鳥跡を濁さず(P くん)

　とある有名病院の見学は，21時までかかりました．疲れ果てて，そそくさと帰宅．翌日，病院に忘れ物をしたことに気づきました．マッチングに響く可能性があるかもと考えると，病院に「忘れたから送って」とも言えません．結局取りに行ったのですが，かなりめんどうでしたね．疲れ果てても，帰るときの忘れ物チェックは必須です．

■ 面接で困ったこと①(E くん)

　「当院に見学に来たのはいつ頃？」と言われて，答えられませんでした．見学した日にちは事前にチェックしておくべきです．特にたくさん見学に行った人ほど要注意！

■ 面接で困ったこと②(E くん)

　「当院の何科を見学したの？」と言われて，答えられませんでした．見学に行った科も事前にチェックしておくべきです．特にたくさん見学に行った人ほど要注意！

■ 面接で困ったこと③(Eくん)

「当院のだれ先生についたの？」と言われて，答えられませんでした．見学でお世話になった先生の名前も事前にチェックしておくべきです．特にたくさん見学に行った人ほど要注意！

■ できるやつは準備もできる(Kさん)

試験本番で気付いたのですが，履歴書のコピーは必要不可欠です．自分は病院ごとに対策を変えていたので，どこでどう書いたのかをしっかり把握しておく必要がありました．

■ 大人は汚い(Hくん)

見学に初めて行った僕．採用担当の先生と仲良くなって「君は絶対採用だから」と言われて，安心しきっていました．本番も終始穏やかな様子で終了し，手応えもバッチリ．……ところが！　結果をみるとアンマッチでした．その病院には，代わりに同級生がマッチしていました．すぐさま採用担当の先生にメールをすると「もう1人の子は何回も見学に来てくれてガッツを感じた．Hくんは1回しか見学に来てなかったからしょうがないよね．本当はとりたかったけど残念だよ」みたいな言い訳＆慰めのメールがきました．当時は怒りと悔しさの感情しかありませんでしたが，今振り返ってみると自分が甘かっただけであることを痛感しています．「圧倒的社交辞令！」．

11-2 マッチングを振り返る先輩たち

　次に，さまざまな病院の先生たちから，皆さんに役立つアドバイスを伺ってきました．著者とは違った視点の意見も多数あるので，ぜひ参考にしてみてください．

■ M 病院

　多くの人が意識できていませんが，**自分が何を学べるかということよりも，病院に対して自分がどんなことをできるのか**という視点が大切だと思います．研修医は何もできないと諦めるのではなく，**研修医だからこそできること**で病院にアピールすると良いと思います．

■ S 病院

　研修生活では日々刺激を受けており，本当にマッチング対策を頑張ってよかったと思います．意外だったのは，似たような同期が揃うと思っていたけれど，みんな個性豊かだったこと．唯一の共通点は，**マッチング対策をきちんとやったこと**くらいでした．自分とは違った良いところをそれぞれが持っており，おそらくですが，アピールした部分も異なっていたように思います．

　逆に，**落ちた人には多くの共通点がある**と思います．挨拶，履歴書の書き方，身だしなみなど，基本的なところが疎かになっている人はいけません．

■ Y 病院

　マッチング対策をきちんとできたのは，ある先輩のおかげです．対策前は，近くの病院で適当に研修して，大学病院で早く専門に特化したい

と考えていました．自分は元々専門が決まっていたので，幅広く学ぶモチベーションをもつのは不可能と考えていたためですね．しかし，ある先輩に人気病院の見学を促され，しぶしぶ行ってみると**考え方が180度変わりました**．自分は成績が下の方でしたが，そこからモチベーションが上がり，マッチング対策をきちんと行い，見事希望する病院に行くことができました．あのまま**狭い世界に閉じこもっていたら，素晴らしい仲間達には出会えていなかった**と思います．

■N病院

　私は最初から行きたい病院が決まっていたのですが，いわゆる有名病院にも見学に行きました．有名病院にはなんとなく良いイメージがなかったのですが，聞くと見るとでは大違い．1日という短い時間でしたが，ついた研修医の先生からは患者さんへの接し方など**多くのことを学ぶことができ，その後の私の医師人生に大きな影響を与えました**．将来のことを考え元々行きたいと思っていた病院で研修を受けることを決めましたが，今は地元から**見学生の心に何かを残そう**と奮闘中です！

■T病院

　僕がオススメするのは，**敬語の勉強**です！「～って言っていました」「ごめんなさい」「ご苦労様です」など聞いていて**ヒヤヒヤ**することがあります．きちんと「～と申しておりました」「申し訳ございません」「お疲れ様です」と言いましょう．間違っていても，**誰も教えてくれません**から．

■T病院

　マッチング懐かしい～！　私は人気病院に行くことができなかった1人です．こんな私のアドバイスで良いのか(^^;)．本書を読ませていただいたときに，いかに自分が対策できていなかったのかを痛感しました．私

は人気病院を2つ受けて両方落ちましたが，この本に書かれていることの10分の1も実践できていなかったと思います．「対策いらないよ」「どこでも一緒だから」など凡人を安心させる言葉に引っかからないでください！　こんな言葉にダマされた自分が本当に悔しい〜！！(笑)

■N病院

見学時には，病院の悪いところをぜひ聞きたいと思っていたのですが，病院の悪いところばかりを言う研修医には注意した方がいいです．ほとんどの場合，「自分はこんな劣悪な環境でやっている(→その中でやっているオレはすごいだろ？)」というマウンティングなんですよね……．こういう人はどこにでもいますし，研修医がオーバーに言うことはよくある話なので，極端な話はあまり鵜呑みにしすぎない方がいいです．

■K病院

僕が行きたいと思っていた病院は全国的には有名ではないですが，地元では人気の高い病院でした．今考えると「井の中の蛙」状態だったのですが，ウチの大学ではそこの病院で研修することこそがステータスでした．全国的な人気病院があることは知っていましたが，遠いし，周りで情報をもっている人も少なく，自分には関係ないと思っていました．縁あって見学に行く機会があったのですが，見たことがないくらい研修医が活き活きと仕事をしているのをみて，とても刺激されました．人気病院での見学を終えてからは，同大学の人達としのぎを削るよりも，色々な価値観のあるところで学びたいと考えるようになりました．対策が遅かったこともあって，第2希望の病院になってしまいましたが，外に出て本当に良かったです．地方の皆さん，一度騙されたと思って，有名病院に見学に行くことをオススメします！

■ A 病院

面接では受験生の雰囲気を一番みている気がします．人が人を評価するというのはいい加減なことなので，落ちても気にしない方が良いです．あと，いい子を演じ過ぎるとマッチングした後が辛くなるので，猫かぶりもほどほどにね．やっぱり，自分らしくいるのが一番かな．

■ T 病院

人気病院と言われているところは，各大学から満遍なく採っている印象です．ということは，ライバルになるのは同大学の人ということ．誰がどこの病院を受けるのかという情報は試験前に集めておいて損はないかと！

■ M 病院

研修医の頃は「ウチの病院は研修医からの採点はないから」「マッチング対策なんてそんなにいらないよ」などと，多くの学生にアドバイスしてきました．ただ，内心は「あとで採用担当の先生にこっそり伝えるけど」「マッチング対策いらないというのを信じる人はウチの病院に来なくていい」という思いがありました．ええ，腹黒いですよ？　逆に，本音と建前を分けられない人間が悪いですからね？　テスト前に「全然勉強してないよ～」と言いながら，ちゃっかりいい点数とる奴いるでしょ？　僕もそのタイプです．そういう人がこの業界には特に多い気がします(笑)．

■ T 病院

自分が受ける病院を同級生に教えないことが大事です．ノリの悪いやつと思われるかもしれませんが，マッチング本番に近づくにつれ，「あいつ，○○病院に落ちたらしい」と言われたくないという思いが日に日に強

くなってきて，無駄にプレッシャーがかかります．

■ I 病院

　みんな何かしらアピールできるところはあると思いますが，それを**き
ちんと表に出せるかどうか**はまた別の話．**面接の練習**はちゃんとやって
おいた方がいいです．

面 接 の 質 問 集

☐ どうして当院を選んだのですか
☐ 当院の研修システムの優れているところと悪いところはなんですか
☐ 自分の長所と短所はなんですか
☐ なぜ医師を目指したのですか
☐ なぜ出身大学で研修しないのですか
☐ 何科になりたいのですか．また，それはなぜですか
☐ 後期研修はどうしますか
☐ 大学に戻る予定はありますか
☐ 他院と何が違うと感じたのですか
☐ 見学した当院の印象はどうでしたか
☐ 体力はありますか
☐ 学生時代に最も得たものはなんですか
☐ 部活で得たものはなんですか
☐ 学生時代に一生懸命に取り組んだことはなんですか
☐ 学生時代に2番目に頑張ったことはなんですか
☐ 今までで一番嬉しかったことはなんですか
☐ 今までで一番苦労したことはなんですか
☐ 今までで一番ピンチだったことはなんですか
☐ 今までで一番感謝したことはなんですか
☐ 今までで時間を忘れるくらい没頭したことはなんですか
☐ これだけは誰にも負けないということはありますか
☐ 病院実習で最も印象に残っていることはなんですか
☐ 当院に対してどんな貢献をできますか
☐ 自分なりの息抜き方法はなにかありますか
☐ 上級医と意見が異なったらどうしますか
☐ 看護師に求めることはなんですか
☐ チーム医療ってどういうことだと思いますか
☐ 自分を動物に例えるとなんですか．またそれはなぜですか
☐ 趣味について教えてください
☐ 特技について教えてください
☐ アルバイトはなにをやっていましたか
☐ アルバイトを通して得たものはなんですか
☐ アルバイトの失敗談を教えてください
☐ ボランティアはしたことがありますか

- □ ボランティアを通して得たものはなんですか
- □ 友人間でのあなたの役割はなんですか
- □ あなたは周りからどんな人だと言われますか
- □ 人生のターニングポイントになった出来事はなんですか
- □ 尊敬する人はいますか
- □ 最近嬉しかったことはなんですか
- □ 最近腹が立ったことはなんですか
- □ 最近怒られたのはどんなことですか
- □ 5年後・10年後はなにをしていますか
- □ 最近のニュースで気になったことはなんですか
- □ 他に併願している病院はどこですか
- □ 当院に知り合いはいますか
- □ 見学時はだれにつきましたか
- □ 2年間の研修期間をどのように過ごしますか
- □ 2年間の研修期間を終えたときに何を身につけたいですか
- □ 休みの日はなにをして過ごしたいですか
- □ 研究してみたいテーマはありますか
- □ 理想の医師像について述べてください
- □ 医師という職業に大切だと思うことはなんですか
- □ 病院の経営についてできることを述べてください
- □ 出産や結婚をどのように人生計画に入れていますか
- □ 医師−患者関係において重要なことはなんだと思いますか
- □ 現代医療の問題点を述べてください
- □ 医療事故が発生したらどう対処しますか
- □ 地域医療について述べてください
- □ 癌告知を1人でやれと言われたらどうしますか
- □ 未告知の患者さんに「私は癌でしょ」と言われたらどうしますか
- □ 大学時代の思い出といえばなんですか
- □ もし国試に落ちたらどうしますか
- □ リーダーシップをとった経験はありますか
- □ 1分間で自己アピールしてください
- □ 健康維持のためにしていることはありますか
- □ 普段からどんなことを心がけていますか
- □ 座右の銘はなんですか

最強の国試乗り切り術　第 **12** 章

12-1 医師国家試験は目標によって勉強法が変わる

「9割は受かる試験だから，普通に勉強していれば受かるよ」
「3か月前からでも全然間に合う」
「よっぽどのことをしなければ，落ちるわけがない」

　皆さんも一度は言われたことのあるセリフだと思います．医学部受験という難関をくぐってきた皆さんですから，勉強には自信のある人も多いでしょう．しかし！　百戦錬磨の皆さんといえど，人生を左右する医師国家試験(以下，国試)においては誰もがつまずく可能性があり，それは絶対に回避したいところですよね．つまずかないためにまず知っておくべきは，**目標設定が異なれば勉強方法が異なる**という大前提です．大きく3パターンに分けて説明します．

①最小限の労力で合格したい人
②安定した得点で安全に合格したい人
③できるだけ得点をとって合格したい人

　まぁできることなら，①〜③すべて(最小限の労力で，安定しつつ，できるだけ高得点)が理想ですが(笑)．そうそう，うまくはいきません．

　①の人は，国試を重視していない(カッコイイ言い方をすれば，「通過点」としか思っていない)，他にやりたいことがあって勉強の時間がない，これまでもギリギリでなんとかなった成功経験がある，できるだけラクしたい(!?)などが理由として挙げられます．いずれにせよ，勉強すべきは「**みんなが知っていることだけを確実にすればいい**」というシンプルな範囲でよいわけです．

　1つ飛ばして……③の人は，医学が大好き，他人より良い成績で通過

したい，すでに勉強が研修医以降まで進んでいる，己との勝負(!?)などの理由が挙げられます．そのために必要な勉強法は「**細かいところまで深く学ぶ**」ことです．当たり前ですが，70%を80%にするのと，80%を90%にするのとでは，同じ10%でも全く労力が違います．CBTを思い出してみると，80%台はある程度勉強すればとれる人も多いですが，90%や95%の壁はなかなか厚いですよね．

残った②の人について．おそらく1番多いパターンかと思いますが，②パターンの人はめちゃくちゃ注意が必要です．結論から言ってしまえば，安定した得点をとるために最も重要なポイントは，**勉強の範囲を間違えない**ことです．というか，これに尽きます．もしここを間違えると，落ちる確率が格段に跳ね上がってしまいます．

ちょっと抽象的な表現になってしまったので，例を挙げて説明しましょうか．

オリジナル　次のうち**誤っている**のはどれか．
a　銀杏は痙攣の原因になる．
b　*Vibrio vulnificus* は壊死性筋膜炎の原因になる．
c　タバコ1本に含まれるニコチン量はおおよそ 20 mg である．
d　アルコールは 1 g あたり 4 kcal である．
e　喘息の長期コントロールにはステロイドが有効である．

「eは正しい！」とすぐに言えた人も多いと思います．ですが，他の選択肢はなかなか難しかったと思います．

まず①パターンの人は，この問題ではeだけ分かっておけば良いです．国試では，「喘息 → (発作時) β_2 刺激薬，(非発作時) ステロイド」と単純化して覚えてしまうのが手っ取り早いでしょう．しかし，この問題は誤っているものを選ぶ必要があるので，残念ながら正解には辿り着けま

せん．ですが，それで構いません．このレベルの問題は潔く捨ててよく，他の問題を確実に得点すれば良いだけです．

　次に②パターンの人は，d は知っておくべきところです．アルコールは 1 g あたり約 7 kcal なので，これが正解だと分かります．ここで重要なのが，下手にこれ以上突っ込まないことです．「銀杏って痙攣の原因になるんだ．意外〜．昨日食べちゃったよ．こわ〜」「ビブリオって……食中毒のところで見かけたな」くらいの感想をもつのは構いませんが，これらを暗記したとて得点にはあまりつながりません．それどころか，これらオーバーワークの積み重ねによって，他の大事なところの記憶の定着が浅くなり，得点が落ち込むという現象に陥ります．意外かもしれませんが，①パターンの人よりも②パターンの人の方が「国試落ち」の危険度が高いともいえます．皮肉なことですが，①パターンの人より勉強しているはずなのに，①パターンの人よりできないという事態になりかねないというわけですね……．

　また，問題作成者（今回は著者）からしても，この問題の意図は d を知っておいて欲しいと問うているだけです．仕方がなく他の選択肢（a〜c）も用意しましたが，今回の問題の意図は「アルコールのカロリー覚えている？」ということだけなのです．

　最後に③パターンの人について．このパターンの人はある程度の知識は定着していることを前提に，a〜c も覚えた方が良いでしょう．さらに「銀杏は他に症状を起こすのか？」「どのくらいの銀杏を食べたら起こるのか？」「痙攣にはどう対処するのか？」「Vibrio vulnificus ってどんな菌か？」「Vibrio vulnificus の壊死性筋膜炎に対する抗菌薬は何を使うのか？」「Vibrio vulnificus は他にどんな病気の原因になるのか？」など周辺の知識まで拾っておくのが◎です．また，c のタバコ 1 本ニコチン20 mg もただ単に暗記するのではなく，「タバコ 50 本で 1 g！」などと工夫して覚えることが必要です．

例を見て分かる通り，①と③パターンの人がやるべきことは非常にシンプルです．ですが，②パターンの人は，どこまでを勉強すべきでどこからが不要なのかという取捨選択をする必要があるのです．今回の例でいえば，dとeは必要で，a〜cは不必要と見極められる必要があるわけですね．これができるようになるためには……とんでもない量の勉強をしなくてはいけません．結局，③パターンの人と同じ基準で学ばなければならないということです．つまり，自分1人で②を目指すのは事実上，不可能なわけです．

　逆にいえば，②パターンの人はそこさえなんとかなればいいとも言えます．ここから先は②パターンの人に対して，お話をしていきます．もちろん，①③パターンの人にも通ずるものはありますので，ぜひ読み進めてください．

● AMASAWA'S PEARL ●

| 合格する人 | 自らの目標に合わせて，勉強の範囲を見極めることができる |
| 不合格になる人 | なんでもかんでもがむしゃらに覚えようとする |

　母体集団とは面白いもので，どんなに能力の高い人が集まっても一定の率を保つようにできています．具体的には，「超優秀：優秀：普通：要努力＝3：17：60：20」の割合くらいです．

　学習手段がほとんど一辺倒な国試対策にも関わらず，けっこうな点数差が生じているのはなぜでしょうか．「勉強した時間の長さ」「向き不向き」など様々な因子が考えられますが，根本的には「ライン引き」による差が大きいと著者は考えています．

　「ライン引き」について説明しましょう．これはすでに述べていますが，どこからが合格に必要な知識で，どこからが必要のない知識であるかを見分ける能力のことです．現在は，ほとんどの医学生が予備校のネット講座を利用していることだと思います．どの予備校を選んでも集約する知識に大差はなく，国試に必要な知識を効率よく習得することが可能です．つまり，「ライン引き」を代行してくれているわけですね．

　ただし注意が必要で，ビデオ講座は①〜③パターンの人が一色単に扱われてしまうという側面があります．そのため，ビデオ講座を受けたけど思ったように点数が伸びない……ということに直面する人も少なくありません．本当の意味で学習効率を高めるためには，自分なりの「ライン引き」を身につける以外に方法はありません．また，昨今の予備校は競争が激化し，明らかに不要な講座が乱立しまくっています．③パターンの人だけに必要な講座を①②パターンの人が受講すれば，点数はむしろ下がってしまうことでしょう．余計なお金と時間を使うのは本末転倒です．

　これは決して，予備校を生業にしている人達を否定しているわけではありません．ただ，拙書の「まとめてみたシリーズ」を作成する上で最も

難しかったのは，他でもないこの「ライン引き」なのです．なので，予備校を生業にしている人達の苦悩も十分に理解できます．私も初期段階では①〜③パターンの人すべてに合わせたものを作ろうとしていました．ですが，これはうまくいきませんでした．一見すると申し分のない内容に感じたのですが，詳しく書けば書くほど，大事なポイントが薄まるのを実感したからです．

　多くの医学生が②パターンであることを踏まえ，あえてライン引きを②に合わせた参考書に仕上げました．自分でいうのも何ですが，学生時代から学習量は誰にも負けない自信があったので，どこをおさえる必要があるのか，どこは必要ないのかというラインがハッキリ見えていました．それを土台に「基本的なことをまずは100%知ること」「基本を知らずして応用問題は危険」というコンセプトができあがったわけです．

　この「ライン引き」はさらに，本番まで余裕が生まれるという副次的効果ももたらしてくれます．覚える範囲を狭めることは不安に感じるかもしれませんが，長期的な目線でみればこれほど有効な手段はありません．いわゆる“優秀”といわれる人たちは，この「ライン引き」が上手な人たちです．「効率がいい」というのも同義ですね．いきなり白黒を見定めるのは難しいと思いますが，学習する際にはぜひともこの「ライン引き」を念頭におきましょう．意識して勉強することで，いずれ正確なラインが見えるようになってきて，みえる世界が違ってきます．

　今まで難しい＆正答率の低い問題にも，じゃんじゃんラインマーカーを引いていたようなタイプの人は，びっくりするくらいの効果が生まれることを保証します！　「むずっ！こんな問題だれもできんやろ」くらいにバッサリ切り捨てる豪気な度胸と，ラインマーカーを引きたくなってもあえて引かない強い意思が，最強の国試勉強法です．

合格する人	ライン引きの重要性を知り，その会得に努める
不合格になる人	勉強量や才能をできない言い訳にする

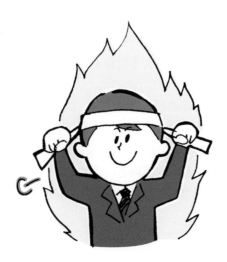

国試の勉強法についてはお話したので，それ以外の国試対策についてお話をしていきたいと思います．

まず一番よく聞かれるのが，何点を目指すべきなのかということ．オススメはズバリ，**80％（必修は90％）**です．安全に受かりつつ，自分のやりたいことへの時間も確保でき，研修医になってからもスタートラインで差がつかない，ちょうど良い按配が80％なのです．

少し高いと感じた人もいるかもしれません．ですが，**本番は±5％程度におさまる**ので，80％以下が目標だとちょっと心許ないです．また，安全圏内にいると，とーっても良いオマケ付きです．それは，**国試後の1か月間が天国**になることです．80±5％程度ならば，間違いなく合格圏内です．その間に飲むお酒は格別にうまいし，旅行は心の底から楽しめるし，新生活に向けての準備もウキウキです(^^)．これがギリギリだとそうはいきません……．3月中旬まできつい精神状態で過ごすことになるでしょう．人生でこれほど自由な時間はそうそうありませんから，ぜひとも大事にしてください．

さて，少し気が引き締まったところで，**ギリギリのライン**も一応見定めておきましょうか．そもそもですが，問題は，「一般」「臨床」「必修」の3タイプがあります．

108A2

Kaposi 水痘様発疹症を合併しやすいのはどれか.

a　Sweet 病
b　結節性紅斑
c　多形滲出性紅斑
d　アトピー性皮膚炎
e　Stevens-Johnson 症候群

　一般問題はこんな形式のシンプルな問題です.ピンポイントな知識を問う問題ともいえますね.

　次に臨床問題について.一般問題と違ってヒントがたくさん散りばめられているので,正解に辿り着きやすいです.年度によって差はありますが,一般問題と合わせて **70%前後** が合格ラインとなります.

108A22

　40歳の女性.呼吸困難を主訴に搬入された.約20分前,勤務中に突然息苦しさが出現した.半年前から,1か月に数回程度,突然息苦しさが出現し,同時に動悸,めまい感,悪心および意識を失いそうな恐怖を感じたという.いずれも10〜30分で症状は完全に消えた.内科で精査したが発作時の心電図検査を含めて異常はみられていない.

　今後みられる可能性が高い症状はどれか.

a　解離
b　強迫
c　失神
d　過覚醒
e　予期不安

　最後に必修問題について.こちらは年度ごとの変動はなく,**80%** がボーダーラインと定まっています.「え?なんでアイツが落ちたの?」と

いうことが起きうるのは，たいていこの必修落ちが原因です．こればかりは国試を軽くみている人も，きちんと対策した方がいいでしょう．

●AMASAWA'S PEARL●

| 合格する人 | 国試の点数目標が80%と余裕がある |
| 不合格になる人 | 国試の点数目標を最低点ギリギリに設定している |

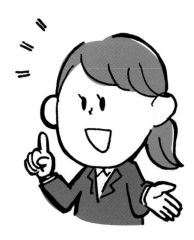

敵（国試）の概要が大まかに分かりましたね．それを踏まえた上でどのような対策をとるべきか具体的にみていきたいと思います．……っと思いましたが，ここまで駆け足で来ましたので，そろそろお疲れの人もいるでしょう．なので，いったん国試のプチ情報をお伝えしておこうと思います．コーヒーブレイクのつもりで，気軽にみてください．

■ 国試に最低限必要なものは？

試験中に使える物は**鉛筆，消しゴム，鉛筆削り，マスク，ポケットティッシュ（中身のみ）**くらいです．普段ボールペン使いの人は，多少の時間ロスも計算に入れておきましょう．あ，そうそう．試験には使えませんが，ボールペンは書類を書く関係で初日に必要となるので，１本だけは用意してください．なお，**ハンカチ**は試験官のチェックを受けさえすれば使用可能です．

■ 試験は何分前に着けば良い？

試験会場には**15分前到着**がちょうど良いように思います．不安な人はもう少し早く到着しても良いと思いますが，周囲の緊張感に飲まれないように気をつけてくださいね．

■ 試験の空き時間をどう使えばいい？

ノートや参考書を見直す人，友達とお喋りする人，一人で瞑想する人，やたらと動きまわる人，など様々な人間模様が垣間見れます（笑）．基本的になにをしていても自由ですが，参考書を見直す人にオススメしておきたいことが１つあります．それは，**大量の参考書を持って行かないこ**

と，見たいところがなかったらどうしよう……という心配はあると思いますが，**実際に勉強する時間はほとんどありません**．また，試験会場は狭いことも少なくないので，**荷物はできるだけ最小限にしておくのがよい**と思います．参考書は**1〜2冊**あれば十分すぎるくらいですね．どうしても不安な人は PDF 化して，iPad などに入れていくと良いと思います．

■ ときどき席が空いているのはなぜ？

周囲を見渡すと席がポツポツ空いていることに気がつくと思います．健康上の理由の場合もありますが，多くは**卒業試験をパスできなかった人たちの席**です．「ラッキー！ライバルが減った！」と喜びたいところですが，**あくまで受けた人の中から9割の人が合格する試験**です．むしろ，空席が増えれば増えるほど母体のレベルが上がっているかもしれません……．

■ 試験開始前の時間ってなにするの？

試験開始前に試験監督から細かく説明がありますが，要は「カンニングすんなよ！マークミスすんなよ！開始の合図があるまで勝手に開けんなよ！」ってことです．長い説明なので聞き逃すこともあると思いますが，**当たり前のことができていればなにも問題ありません**．

ここで驚くのが，**待ち時間**（おおよそ30分）の長さです．注意事項の説明，本人確認，持ち物チェック，問題＆解答用紙の配布などが毎回厳正に行われるわけですが，とにかく退屈です(^^;)．特にはじめの方は緊張感が高まりやすいので，**この30分間の過ごし方を事前に考えておくと**良いでしょう．ちなみにですが，著者は卒業旅行の計画をたてる時間にしました．

■ スマホはどうする？

スマホが鳴ったらどうしよう！と心配な人もいるかもしれませんが，会場では1人1人に渡される紙袋の中に入れることになります．万が一，音が鳴ったとしても没収されるだけなので，鳴ったからといって退場にはならないので安心してください．ただし，身につけていたり，カバンに入れておくと一発退場です．

■ 昼食はどうする？

昼食の時間は案外重要なメンタルコントローラーとなります．友達と食べようと考えている人は，事前に会う約束をしておくといいです．あまり時間がありませんので，広い会場では受験番号の近い友達までにとどめておくのが better です．また，答え合わせはあまりしない方がよいです．「ヤバイ！難しかったよ〜」などと言ってお互いに不安を軽減しておくと，精神衛生上よいと思います．

それから，昼食は前もって用意しておくとよいです．試験会場の周辺に詳しければお店に行くのもなしではないですが，前述のとおり，時間的余裕があまりないので，事前に購入しておく方が安牌です．

あ，そうそう．smoker の人は試験会場内では原則吸えないので，敷地外にいって吸わなければなりません．著者は non-smoker なので我慢すれば良いのでは？と思うのですが，smoker の人にとって喫煙所の確保は最優先事項らしいです(笑)．

■ 次の日も同じ席だから受験票は置いて帰っていい？

1日の試験が終わったら，受験票は大切に持ち帰りましょう．席は翌日も同じなので，ときどき置いて帰る人もいるのですが，実際に紛失してしまった人もいます．忘れた or 失くした場合でもなんとかなるのですが，未然に防げるトラブルは避けるべきかと．

■ 泊まるところはどうすればいい？

　意外に盲点なのが**ホテル**です．会場の近辺は早々に予約されてしまうので，昨年の試験会場を参考に**早めに**ホテルを確保しておくのが◎です．期間内であればキャンセル料も発生せずに済むこともあります．準備を怠り，試験前に無駄な disadvantage を背負うのは避けたいですね．

　ただ，1 点注意して欲しいのは，**みんなが選ぶホテルが良いとは限らない**ということです．著者は何の考えもなく，友人と同じ近辺の安いホテルにしたのですが，これが大失敗でした……．壁が薄かったので，隣の人のいびきや TV の音が聞こえてきたり，上からドンドンという音が常に鳴り響いていました．そのせいもあって，試験前日は 1 時間程度しか眠れませんでした……．気にならない人は問題ないと思いますが，著者と同じような神経の繊細な人は参考にしてください．

■ 国試の予想問題って当たるの？

　本番直前には，**予備校の直前メール**が配布されます．切羽詰まっている①タイプの人は参考にしても良いと思いますが，**本番直前は新たな情報を仕入れずに頭を休めておいた方が良い**と個人的には思います．国試はめちゃくちゃ疲れますので，**休めるときには休んでおいた方が結果としてパフォーマンスが上がります**．

　予備校もそれなりにリサーチをしていますから，大きくみれば「当たった！」みたいなこともももちろんありますが，まぁ参考程度にチラッとみておく程度でいいかと思います．少なくとも②③パターンの人は見なかったからといって，合否に直結することはありません．

　みんなが本番直前に気になるプチ情報については，こんなところです．あとは受験のときと同様ですね．国試本番はどんなに勉強した人でも緊張するものです．その原因は……，

① 1割しか落ちない試験であること
② マッチングの結果がパァになること
③ 落ちたら，1年間さらに国試の勉強をしなければいけないこと

が挙げられます．長期的にみれば，1年くらいの遅れは大したことないですが，やっぱり一発合格がいいですよね．特に本書で希望する病院へ内定をもらった皆さんには，ぜひ医師国家試験も油断せずに取り組んでもらいたいと思います．

●AMASAWA'S PEARL●

合格する人	先輩たちが本番気になったことを事前に知っておく
不合格になる人	本番で疑問点がわんさか出てくる

先に言っておきますが，**体調不良は言い訳になりません**．医療者（プロ）になるものとして，**体調管理はできて当たり前**だからです．

……と先輩に言われていましたが，著者は万全の体調とは言えないまま本番に挑んだ 1 人です（笑）．ただ，**自分の力が及ぶ範囲での体調管理はきちんとしていた**ので，試験が受けられないという最悪の事態は回避することができました．

人ごみを避ける，手洗い・うがいをきちんとする，普段からマスクをするなど健康面への配慮方法は色々あると思いますが，特に気をつけたいのが**食事**です．ただ，これについてはあまり心配していません．というのも，皆さんは必要な医学的知識をちゃんと有しているからです．1 週間前からピタッと鶏肉を食べなくなるのは，さすがと言わざるをえません（笑）．

1 つ気になると思うのは，**試験中に体調が悪くなったらどうするのか？** ということだと思います．安心してください．途中で抜けても，**試験にはちゃんと復帰できます**．「ちょっと休みたい」と希望すれば，落ち着くまで休憩してよいことが認められています（※ただし，長引く可能性がある場合は試験官にその旨を伝えて指示に従う必要があります）．

以上は physical の話ですが，管理が必要なのはむしろ mental だと思います．1 か月くらい前が 1 番きつい時期になると思いますが，それを踏まえて勉強の計画を立てて欲しいと思います（詳細は後述）．

え？ mental を整える最も良い方法ですか？ それはすでに述べた「**ライン引き**」の出来次第です．受験とは違い，医学はどれだけ勉強して

も終わりはありません．深追いすると大変なことになります(^^;)．

●AMASAWA'S PEARL●

| 合格する人 | physical：mental=3：7で自己管理できる(→ライン引きが大事!) |
| 不合格になる人 | 健康に気を使わない or physical のみ過剰に管理する |

では，本題に戻ります．問題を解く上で心がけておきたいことをお話ししたいと思います．先に概要を示します．

(1) カンニングしない意識をもつ
(2) 時間の割り振りを考える
(3) 迷う問題は想定よりも多く見積もっておく
(4) 禁忌は気にしない
(5) 難問の取り扱い指南を会得する

これらを知るだけでも国試の合格率は跳ね上がります．落ちる人の中には勉強不足というよりも，こういった基本的なことが抜けている人が少なくありません．

■ (1) カンニングしない意識をもつ

座席によっては前後左右いくらでもカンニングできる状況が生まれます．当たり前ですが，カンニングは絶対 NG です．これは著者が正義感を振りかざしているのではなく，100％皆さんのためを思って言っています．「カンニングなんてする気ないから関係ない」というのが多くの読者の意見だと思いますが，これは全員に関係する話です．

どういうことかというと，カンニングは疑われた時点で OUT なんですよ．実際にしている or していない は関係ありません．キョロキョロしたり，答えを大きく書いただけでも，カンニング扱いになりえます．また，見た側だけでなく，見られた側も責任を負う羽目になるというのが最大の pitfall です．つまり，本人にカンニングするつもりが全くなくとも，巻き添えを食う可能性があり，だれしも他人事ではないわけです．特

に後半戦になると慣れ＆疲れによって，無意識に上記のようなことを
やってしまう可能性もあるので，最後まで意識的に気をつける必要があ
ります．

　ちなみにですが，スマホを隠し持つなどという明らかなカンニング行
為は論外です．こういう行為が見つかれば，その年の国試がダメになる
だけではおさまらず，**数年間試験を受けられない処分が下る**こともあり
ます．そんなリスクを冒すくらいならば，もう１年大人しく勉強すべき
でしょう．

■　(2)時間の割り振りを考える

　各予備校が出している模試とは違って，**本番は意外と時間が足りなく
感じる**と思います．１問１問の重みが違いますからね．**マークミスの確
認＆１回の見直し**くらいで終了すると思います．受験のように時間配分
を細かく決める必要はありませんが，**１問にかける時間には制限をかけ
ておくべきでしょう．まずは全体を終わらせることを優先すべきです．**熟
考は全問を解き，マークミスがないかを確認して，残った時間でするの
が◎．

■　(3)迷う問題は想定よりも多く見積もっておく

　優秀な人でも90％前後とれれば満足だと思います．逆にいうと１割
は間違っているわけで，400問のうち40問は不正解です．国試ではた
いてい２択で迷いますので，単純に考えれば80問は「うーん，どっちだ
ろう」と迷う計算になります．つまり，**５問に１問は優秀な人でも悩ん
でいる**というわけですね．
　これが②パターンの人になれば，80％前後が目標ですから，160問
程度は迷うことが想定されることになります．実際は５択なのでもう少
し迷う問題は加算され，**200問程度（半分！）の問題で確信が持てないと**

いう計算になります．これを知っていれば，本番で手応えを感じずとも，焦る必要は全くないことが分かります．逆に，半分以上の問題で確信を持てるのだとしたら，合格はカタイでしょう．

■ （4）禁忌は気にしない

けっこう気にする人がいるのですが，禁忌落ちについては**現状全く気にする必要はありません**．というのも禁忌落ちする人は**かなり稀**だからです．4問引っかかれば絶対落ちると聞くと確かに恐いですが，実際に引っかかった人をみてみると，そもそも必修問題で80％以上を取れていない人たちばかりです．必要以上に恐れる必要はありません．

■ （5）難問の取り扱い指南を会得する

本番はどうしても，“できているところ”よりも“できていないところ”に目が行きがちです．1日目を終えた夜には「あの問題はこっちにすべきだった……」など後悔の念が残ることもあるでしょう．しかし，**それら数問程度が合否に響くことは100％ありません**．もし仮に，その差で落ちたとすれば，他に原因があると思って間違いないです．

これはライン引きの話にも共通するのですが，国試本番では「こんなの誰が解けるんだ!?」という問題に必ず直面します．そういう問題に対してできることはたった1つだけ……**無視する**ことです．

国試本番で初見の問題あるいは専門性の高い問題が出てきたら，悩むだけ無駄です．全く気にする必要ありません．「来年以降の受験生は勉強することが増えて大変だなぁ～」と軽く流してください．実際，優秀な人ほどこういう問題に対しては「当たればラッキー！」くらいにしか考えていません．逆に勉強に不安があるとその判断がつかず，時間と精神を大きく削られます．この判断には，本書で何度も強調している**ライン引き**

が必要不可欠です．つまり，ライン引きは国試本番でも絶大な効果を発揮してくれるわけです．確実に取らなくてはいけない問題，合否の分かれ目となる問題，取れなくてもいい問題が国試ではうまくブレンドされており，勝負するべきは前者 2 つのみです．

●AMASAWA'S PEARL●

| 合格する人 | 多くの先輩たちが引っかかった注意点を心得ている |
| 不合格になる人 | 先人の知恵を借りようとせず，自己流で挑む |

必修落ちが怖いですか？

みんな怖いです(笑)

　この恐怖は国試の結果が出るそのときまで拭うことはできません．③パターンの人にとっては必修落ちだけが怖いといっても過言ではないでしょう．著者もすごく怖かったです．

　通常の一般問題＆臨床問題と比べると，問題自体は簡単なのでスラスラ解けてしまうのですが，8割が絶対条件というプレッシャーはなかなかのものです．また，過去問をいくら解いたところで，それを本番に活かせるかどうかは不明というのも不安を助長させます．

　では，過去問対策は不要でしょうか？……いえ，過去問対策は必要不可欠です．ただ，正解するかどうかが重要なのではなく，必修問題特有の解き方を身につけることがポイントです．この方法は各自で身につけてください．

……

　……と言いたいところですが，読者の方にだけこっそり教えちゃいましょう．これまで一定の医学生がこの必修問題によってふるい分けされてきたことを加味すると，はたして本当に教えてしまっていいものか……と，迷うところではありました．ですが，せっかく著者を頼ってくれた皆さんにつまずいて欲しくない！という気持ちがより勝りました．ここでの方法論を実践してくれれば，ほぼ確実に8割を切ることはなくなり

ます.

■ 臨床問題がほぼすべて

　まずは, 敵(必修問題)の正体を知ることです. 必修問題も一般問題と臨床問題から構成されており, それぞれ50問ずつで構成されています. ここで注目していただきたいのが, **一般問題は1問1点, 臨床問題は1問3点という違い**です. つまり, 一般問題50点, 臨床問題150点の計200点であり, 合わせて160点以上とれれば合格ということです.

　もう気づいたでしょうが, **臨床問題が合格の鍵**です. ハッキリいうと, **必修の一般問題については特別な対策などいりません！** 必修の一般問題は, 「知っていれば解けるけど, 知らなかったら解けない」という問題が多いです. また, 新出問題もバンバン出されます. こういうどうしようもない問題に対して, 1つ1つ本番中に悩んでいては身も心も持ちません. なので, 本番では**必修の一般問題はできなくても気にしない**というスタンスでいた方が, 時間の確保と心の平静につながります. 一般問題3問を落としたとしても, 臨床問題1問を落としたことと同義です. 逆に, 臨床問題1問を落とすということは, 一般問題3問を落とすということです. 極論をいえば, 臨床問題を1問も落とさなければ, 一般問題は適当に選んでも合格するわけです.

■ 必修問題の解き方 I

　では, 具体的な解き方についてお話をしていきます. まず最も大切なのは, "**問題文をよく読む**" ことです. 「はぁ？そんなことかよ？」と思ったかもしれませんが, 必修問題を落とす多くの原因が**ただのうっかりミス**です. 必修問題は**問題が簡単である分, 誤った選択肢に飛びつきやすい**ように作られています. 「患者の話をよく聞く」という選択肢は選べても, 問題作成者の話を聞けない人が少なくありません. わたしもよくや

りましたが，パッと見て答えがすぐ分かるようなものは即答したくなります．でも，簡単なものほど油断しないように気をつけてください．特に必修では，どの選択肢も間違いではないけれど，「まず行うべき」など順番の概念で正解が1つに絞られるなどといったこともあるので，それらの文言を見落とさないことが肝心です．

■ 必修問題の解き方 II

次に，"選択肢すべてを消そうとする努力"を行ってください．必修の臨床問題では必ずすべて消せるようになっています．必修問題以外では，「最近の知見では……」「……という場合もある」などといった解釈がわんさか出てくるものですが，必修問題は極力そういうことがないように作られています．そのため，絶対にこれだ！と納得できるまで，あらゆる角度から選択肢をみることが大切です．

■ 必修問題の解き方 III

著者が最も大事にしたのは，"主訴を大切にする"です．何らかの主訴があって困っているのに，「検査所見で異常がないから経過観察！」というのはありがちなミスです．

付随しますが，"患者さんの立場で考える"というのも良い方法です．「自分がこの患者さんだったら……」「自分がこの患者さんの家族だったら……」という視点をもつと，また違った解き方ができると思います．

■ 必修問題の解き方 IV

これはちょっと高度ですが，"作った人の立場で考える"というのも非常に有用です．当たり前ですが，問題はどこかのだれかが作っています．そこには，「これを解いて欲しい」という純粋な考え以外に，「合否を分ける良い問題と言われたい」「あとで批判されたくない」などの気持ちも

入っているわけです．だから，**これ答えになったらマズイだろ!?** みたい**なものは正解になりませんし，なにを意図した問題か？**という視点で考えられると，案外簡単に解けてしまうものも少なくありません．

　なお，問題作成者はあらゆる反例を pick up し，時間をかけて作成しています．そのため，「こういう場合があるから，これは除外問題になるだろう」などと都合よく除外されることはそうそうありません．本番中に甘い期待は抱かず，なんとか選択肢を切るよう努力してください．

■ 必修問題の解き方Ⅴ

　最後に裏技を１つ教えます．これまでは正攻法でしたが，それでも迷う問題に直面したときには"**みんなならどれを選ぶ？**"という視点で考えてみると良いです．言い換えれば"**空気を読む**"ともいえます．

　これは**禁忌対策**にもなります．受験とは違って，そもそも９割程度の人が合格する試験です．もしもみんなが選びそうな選択肢が禁忌になってしまうと，その年次の医師が消えます(笑)．それは出題者側も重々に気をつけていることです．ですから，「あえて逆！」などの博打は危険であり，「たぶんみんなこっちだろうな」という感じで選ぶのが正解です．

　ここまでに紹介した方法論を確実にすれば，８割を切ることはまずありません．なにも特別な能力はいらないです．**当たり前のことが当たり前にできるのが必修問題に対する強さです．**必修問題の過去問対策は，上記の方法論を意識しながら１周するくらいで十分でしょう．**余計な時間とお金を使う必要はありません．**

まとめ

(1)必修は臨床問題に力を注ぐ

(2)問題文をよく読む

(3)視点を変えて選択肢を消していく(主訴, 患者, 問題作成者, 受験生)

● AMASAWA'S PEARL ●

合格する人	必修問題は「解き方」を身につけることに注力する
不合格になる人	必修問題も「正誤」にこだわってしまう

著者が国試で一番驚いたことといえば，試験後に流れてくる**情報量の多さ**です．

「あの問題はこっちが正解だって」
「さっきの問題は禁忌判定らしいよ」
「全体的に簡単だったね」
「直前にやっていたところがちょうど出た！」
「マークミスしたかも……」

友人との会話はもちろん，他大学の医学生も似たような話をしています．ですので，嫌でも勝手に情報が入ってきます．そんなときに，本書を読んでいる皆さんに見て欲しいものがあります．それは話をしている人たちの「**目**」です．どんなに余裕をぶっこいているようにみえても，その目の奥は「**不安**」という 2 文字でいっぱいなのが垣間見えることでしょう．そう，**みんな不安を吐き出したくてたまらないだけ**なのです．そこさえ理解していれば，この手の話は全く気にならなくなるはず．

まぁ，上記のような会話レベルならかわいいものです．著者がわざわざ言わずとも，翻弄される人は少ないでしょう．ただ，本当に注意して欲しいのは，**ネットの情報**です．受験生はもちろん，現役医師や予備校関係者なども発信するため，その情報量は想像する以上に多いです．

最も大切なことは，それらを閲覧するならば**決して動揺しないと事前に心に決めておく**ことです．解答速報は皆さんもきっとみることでしょう．答えの信憑性はなかなか高いです．一方，余計な情報も多いです．ひどい場合，「こんな問題できて当たり前」「この問題ができないやつは医師になるな」みたいな心ない言葉が書かれていることも……．匿名性であ

るがゆえになんでも書かれるわけですが，こういうのはすべて無視するに限ります．たとえそのような指摘を受けている問題で間違えてしまったとしても，あなたはあなたなりの考えをもって答えを選択したのですから，恥ずべきことは何一つありません．

また，「割れ問」といわれるものほど，議論が活発になります．そりゃ当然ですよね．割れるということは考える余地が残っているということなので，自分だったらこう考えるという意見を出しやすいからです．しかし，そんなものは③パターン以外の人には関係ありません．なぜなら，①②パターンの人にとって割れ問は合否に影響しないからです．割れ問は勝負すべき問題には該当しません．前述しましたが，優秀といわれる人でも1割は間違い，2割は迷っています．割れ問はその中に含まれるものであり，わざわざ取り立ててもしょうがないわけです．

一応言っておくと，どっちも答えになりうる問題など毎年一定数は必ずあるものです．「こういう場合もあるから不適切問題だ」なんていう議論はネットの達人（？）たちに任せて，解答速報で必要なことだけを確認したら，残った時間は自分を休めることに集中し，次の日に万全に備えるのが健全です．

少なくとも，ネット上での議論に参加することはオススメしません．選んだ選択肢を書き込むくらいはやってもよいと思いますが，それ以上は時間の無駄でしかありません．どこの誰かも分からない人に自分の意見を否定されるのは気持ちのよいものではありませんし，ヒートアップすれば翌日に影響してしまうかもしれません．匿名性の高い場において，勉強のできる人は議論に参加したがりますが，賢い人は議論に参加しないものです．

| 合格する人 | 情報の使い方を知っている |
| 不合格になる人 | 情報に振り回されてしまう |

問題の解き方は 1 つじゃない

　どんな試験でもそうですが，医師国家試験も医学的知識を純粋に計れるものではありません．著者のイメージですが，**3 割くらいの選択肢は無意識にテクニックで処理している**といえます．すでに当たり前にやっていることもあると思いますが，以下参考にしてください．

■ 選択肢選びのテクニックⅠ

　センター試験などでもお馴染みだったと思いますが，**断定的な選択肢は答えになりづらい**です．特に医学という領域において，「必ず」「絶対」と言い切れることは滅多にありませんからね．逆に，「〜〜の場合もある」などといった可能性を含むものは答えになりやすい傾向があります．

■ 選択肢選びのテクニックⅡ

　上記に付随しますが，**反例を出す**というのも有用です．例えば，「PSAが上昇すれば前立腺癌である」という選択肢があったとしましょう．一見飛びつきたくなりますが，「ん？待てよ……．PSA は前立腺炎でも上昇することがあるから言い切れないぞ」というように考えることができれば◎です．ちなみにですが，「PSA が上昇すれば前立腺癌を考える」という選択肢であれば正しいですよ．くだらないと思いますが，こういった**日本語のニュアンスの違いで正解・不正解が分かれる問題**もそんなに稀でありません．

　1 点注意すべきは，反例を出す際に**ストーリーを妄想してはいけない**という掟があります．例えば，急性大動脈解離 Stanford A 型の治療について問われたとき，国試では「緊急手術」と即答で OK です．ですが，「外科の先生がいないこともあるから，仕方なく保存療法で凌ぐこともな

くはないだろう」などと**勝手な条件を付け足して反例を考える**のは NG.
優秀な人ほどやりがちかも.

■ 選択肢選びのテクニックⅢ

何科の問題かを意識することも有用です. 言葉で説明するよりも，一
例で説明した方が理解しやすいので，次の問題を解いてみてください.

109D31

18歳の女性. 胸痛と息苦しさを主訴に搬入された. 1時間前，咳を
した後に右胸痛と呼吸困難とが出現し次第に増悪したため救急搬送さ
れた. 身長 162 cm，体重 48 kg. 体温 36.5℃，心拍数 108/分，整. 血圧
84/48 mmHg. 呼吸数 18/分. SpO_2 95％（リザーバー付マスク 10 L/分 酸素投
与下）. 眼瞼結膜は貧血様である. 心音に異常を認めない. 呼吸音は右で
減弱している. 血液所見：赤血球 290 万，Hb 9.5 g/dL, Ht 29％，白血球
10,690，血小板 19 万. ポータブル胸部エックス線写真を次に示す. 補液
を開始し胸腔ドレナージを施行したところ，血性排液 1,200 mL があり持
続的に空気漏がみられた. ドレナージ 2 時間後，胸腔ドレナージ排液は
血性で 1 時間 200 mL の排液と空気漏とは持続しており，SpO_2 99％（マス
ク 8 L/分 酸素投与下）であった. この時点で末梢血液所見は赤血球 245 万，
Hb 7.5 g/dL, Ht 24％，白血球 12,600, 血小板 18 万であった. 心拍数 120/分，
整. 血圧 70/40 mmHg で赤血球輸血を開始した.

この時点で行うべき対応はどれか.
a　経過観察する.
b　昇圧薬を投与する.
c　直ちに外科手術を行う.
d　副腎皮質ステロイドを投与する.
e　胸腔ドレーンを 1 本追加で挿入する.

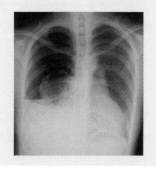

d，e はさすがに候補に挙がらないものの，a～c は迷った人も多いのではないでしょうか？

　　a を選んだ理由：「輸血の反応をみてから ope 適応を判断したい」
　　b を選んだ理由：「ope にしても，まずは血圧を安定させてからが望ましい」
　　c を選んだ理由：「この状況だと，もう ope しかないっしょ！！」

　ざっくりですが，こんな感じに考えたと思います．そもそもですが，これは「血気胸」の問題です．補液を行っても出血性ショックが改善しておらず，緊急手術が必要な状況です．よって，c が正解．実戦向きで良い問題ですが，まだ臨床経験の乏しい皆さんにとっては少々難しかったかもしれません．

　ただ，これはあくまで正攻法でのお話．「血気胸」という診断まで至れば，実はあまり迷いません．なぜなら「血気胸」は**外科系疾患**だからです．a, b を選ぶ人の思考というのは，どちらかといえば**内科寄り**なんですよね．もちろん，外科系疾患であればなんでもかんでも ope！ということではありませんが(笑)，ope を推奨する傾向が多いのは明らかです．「出血は止まっていないけど，とりあえず経過観察かなぁ〜〜」なんて悠長なことを言う外科系の先生はなかなかいません．「出血？俺が止めてやるよ」みたいなイケイケドクターがとても素敵です．

■ 選択肢選びのテクニック Ⅳ

　選択肢のパターンで考えるという方法も意外と使えます．大きく２つのパターンがあり，

(1)一発で選ぶ問題
(2)他を除外して選ぶ問題

これは皆さんも感覚的に当たり前になっていると思います．一発で選ぶ問題は，**キーワードを適切に抜き出せば非常に簡単なものの，それが分からなければ解けない**というのが特徴です．一発で選べる分，他の選択肢はわざと難しく作ってあることが多いです．そのため，過去問を解くときは他の選択肢の不必要な検討でオーバーワークにならないように注意が必要です（ライン引き！）．一方，他を除外して選ぶ問題は，**正解をバシッとは選べず，他の選択肢を除外することで選べる**というものです．多くの問題はこっちに該当します．

１つ知っておくべきは，**これまで出題のない初見の内容については一発で選ぶ問題はほぼない**という法則です．つまり，他の選択肢を除外して初見の内容が正解になることはあっても，初見の内容を知らなければ解けない問題はかなり稀です．初見の問題はインパクトがあるため，どうしても過剰に反応されがちですが，初見の問題でも意外と正答率が悪くならないのはこれが理由です．そのため，迷った状況ならば**初見のものを選ばないのが better** です．完全に切れないので不安だと思いますが，これを知っていると本番役立つと思います．

■ 選択肢選びのテクニック Ⅴ

必修問題と違って，通常の一般問題や臨床問題は必ずしもすべての選択肢を消せるわけではありませんが，必修対策で教えたテクニックも当然使えます．特に，"**みんなならどれを選ぶ？**"はかなり強いです．このあたりのセンスを身につける１番の方法は，**みんなと一緒に勉強すること**ですかね．いつ何時も一緒に勉強するのは考えものですが，情報交換やリラックスするためにもオススメです．なにより，「一緒に勉強した仲間」というのはいつまでたっても**特別**ですからね．国試が終われば，きっといい思い出に変わることでしょう．

| 合格する人 | 解き方のレパートリーが豊富にある |
| 不合格になる人 | どの問題に対しても同じ解き方をしてしまう |

やることが多くて大変だと思いますが，国試後のことも事前に計画しておきましょう．

最も軸となるのは**卒業旅行**でしょう．国試直前に慌てて準備するとたいていグダグタになります．それはそれで楽しいですが，できれば早めの準備と計画をしておきたいですね．

ただし，**合格発表日の前後には旅行を入れない**ことをオススメします．なぜかというと，合格発表後すぐに**医籍登録**をするのが better だからです（遅れると４月からの研修に影響する可能性あり）．事前に必要な書類も揃えなければならないので，合格発表日の前も少し空けておきたいです．具体的に必要なものについては，以下を参考にしてください．これらを一式揃えて**最寄りの保健所**で申請を行います．

表〜医師国家試験合格後の書類〜

	面倒さ	入手できる場所	ポイント
免許申請書	☆☆	自大学	・印鑑も必要
診断書	☆☆☆	自大学 近くの医院	・中身は非常に簡素 ・**発行日から１か月以内**
戸籍抄本	☆☆☆	本籍地の役所	・印鑑も必要 ・代理人（親など）や郵送も可
登記されていない ことの証明書	☆☆☆	法務局	・**発行日から６か月以内** ・郵送だと約１週間かかる
63 円切手 （ハガキに貼る）	☆	郵便局 コンビニ	・速達にしても，受け取りはせいぜい１日程度の差くらい
60,000 円分 の収入印紙	☆	上記と同じ	・値段が高い！！ （※購入は合格確認後が無難）

他にも，卒業式，引っ越し，新しい職場の歓迎会などイベントが盛りだくさんな時期であり，1か月などあっという間に過ぎてしまうでしょう．最高の1か月にするためには，事前の計画と国試を安全圏で通ること，この2つに限ります．

> 受かる人
>
> 　苦あれば楽あり．何事も楽しむくらいがちょうど良いです！　本番に自分のことを信じられるような日々を過ごしてください．皆さんの吉報を心より祈っております．
> 　医師という仕事は素晴らしく，充実すること間違いなし！　どこかで一緒に働けることを心より楽しみにしています!!

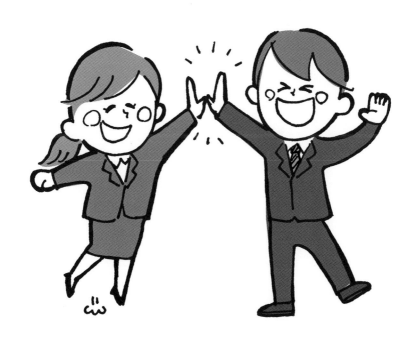

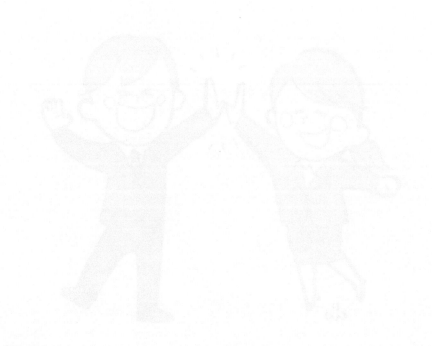

面接官の立場から   第 13 章

最後に，ちょっとブラックな内容というか……**現実は厳しい**というお話もしておこうかなと思います．

本書の一部で"極意"と謳ってはいますが，100%合格する魔法のような方法は1つもなかったと思います．いずれも**堅実な方法**であり，確率を上げる手段でしかありません．いわゆる"これをやれば絶対100%合格！"といった類の本ではありませんので，そういう甘い内容を期待した人にとっては行き違いがあったかもしれません．ただ，大人の事情を一切抜きにして言えば，**そんなものはこの世に存在しません**．面接官を何度か経験して，それは確信へと変わりました．

面接官も人です．皆さんがいい病院かどうかを選ぶ基準がそれぞれ異なるように，採用する人の価値観もそれぞれ異なります．ですから，人が人を選ぶということには不確実性が必ず生まれます．テストの点数で上から順にとるだけとは異なります．とはいえ，そんなことは皆さんも重々承知ですよね．だからこそ，「変な面接官に当たったらどうしよう……」という不安もあることでしょう．ただ，採る側の立場も代弁させてください．

「間違った採用をしたらどうしよう……」

面接官の立場を経て分かったことですが，面接官の中には「ぜひともいい人を採用したい！」というポジティブな気持ちを持っている人よりも，上記のように「間違った採用をしたらどうしよう……」というネガティブな気持ちを持っている人が少なくないです．経験者はみんな口を揃えて言いますが，**10分・20分程度の面接でその人の本質を見抜けるはずが**

ないからです.

　何度もお話しているように，勝負の土俵に上がっていない人はどんなに優れていようと不採用です.少し前の時代までは,勝負の土俵に上がっている人が少ないので，選ぶ側としてもラクでした．しかし，ここ最近は勝負の土俵にあがる人が明らかに増えてきています．こうなってくると，採る側としても面接でなんとか本質を探らなくてはなりません.

　これに対して皆さんができることは，病院が採りたい人はどんな人か？という点に注目すべきと言いましたね．それが最も大切なことには変わりありません．一方で，面接官の中にはこの人は採用したくないと，除外していって決めるタイプの人もいます．このタイプにも対応するためには，採りたくない人を反面教師にするのが有益といえます.

　いくつか例を出しながら解説していくので,同じような pitfall に陥らないように注意しておくといいでしょう．良い面だけでなく悪い面もおさえておけば，100％絶対合格！とは言いませんが，100％に限りなく近づけると思います.

●AMASAWA'S PEARL●

> ### 絶対に受かる！などの甘い言葉に騙されない

「SNS を含めて，これからは個の時代！」
「医療はもっと IoT 化すべき」
「AI で新しい仕組みを作っていきたい」

　最近は医師免許を取得して，研究や臨床以外の道に進む人も少しずつ増えてきました．それはそれで良いと思いますし，医療界は少し閉鎖的なところもあるので，ぜひ風穴を開けて欲しいとも思っています．

　ただ，よーーーく考えて欲しいのですが，研修医という立場にそれを求める病院があるでしょうか？　新しいことに挑戦したいという気持ちは大事ですし，個人的には「面白い人がきたな」と評価したいです．ただ，それを良しと思ってくれる世代は，残念ながらまだまだ少ないのが現状です．アナログな人にデジタルな話は一切通用しません．

　少なくとも，マッチング対策の中では突飛なことはあまり言わない方がいいでしょう．異端児扱いされ，せっかく得られたはずのチャンスを無駄にする可能性が高いです．医学の分野に限った話ではありませんが，本当にコトを成し遂げる人は他人には言わず，水面下で黙々できる人です．結果が出る前に大きなことを言っているだけの人は，まず成熟しません．なぜなら，"出る杭は打たれる"のが日本の文化だからです．

●AMASAWA'S PEARL●

> **目新しいことをアピールする際は裏目に出ることも覚悟しておく**

13-3 猫かぶれないさん

「部活は人間関係がだるかったので途中で辞めました」
「将来はできるだけお金を稼げる科にいきたいです」
「貴院は第4志望です」

　面接官をやっていると，「この子，猫かぶっているなー」と感じること
はしょっちゅうですが，上記のように真っ正直な人にも出会います(笑)．
わざわざ嘘をつけというわけではありませんが，なかには正直なことが
正義だといわんばかりの人もいます．この手の人たちは，働き始めてか
らも問題を起こす可能性がかなり高いと敬遠されます．自分の正義に反
したことはちょっとしたことでも妥協できない可能性が高く，トラブル
を起こす危険性が高いと判断されるためです．

　もちろん，正しいことを追い求めるのが理想だとは思います．ですが，
それをやるとほとんどの医療機関は崩壊してしまうことでしょう．人間
がやっている以上，一定のミスは起こりえると思えないのは，やっぱり
ちょっと危ない人に感じます．

　また，猫をかぶるというのは決してネガティブな意味ではありません．
医師の中には一定数のやばい人が隠れているのはみ～～んな理解してい
ます．ですが，どんなにやばい人であろうと，猫をかぶれるということ
は患者さんの前でもきちんと猫をかぶれるという証明であり，それも1
つの大事な能力です．恥じる必要はありません．

●AMASAWA'S PEARL●

> ### 猫をかぶることも1つの能力と捉える

「CBT で学年 10 位以内に入りました」
「研究室に入って論文作成のお手伝いをしました」
「1 年間，海外の大学で医学を学びました」

上記のようなことを聞いて皆さん，どう感じますか？　素直に「すごいな〜」と思うのか，「だからなに？」と思うのか．一般的に，他人の自慢話ほど聞いていてつまらないものはありません．ですので，相手に聞かれない限り，日常会話でこういったことをわざわざ言う必要はありませんよね(わざわざ言いたがる自己顕示欲の塊のような人もいますが……)．

しかし，普段はそういった感覚を持っている人でも，面接という場ではこれを良かれと思って全力で面接官に話す人をみかけます．もちろん，アピールは大事ですし，上記で挙げたようなエピソードは加点になりうるものです．ですが，自慢とアピールは似て非なるものです．

こういう人の気持ちは痛いほどよく分かります．普通に過ごしていたら，部活や学業以外で他の医学生との差を出すのって難しいですし，話すことが何もなくなってしまうように感じますよね．

著者の場合，学生時代は(今もですが)医学にのめり込み，それが自分の強みだと自負していました．特に学生時代からいずれは医学書を書きたいと思っていたので，CBT と国試の得点 95％以上と人気病院へのマッチングは本を書く上での絶対条件でした．もしも結果を出せなければ，本は書かないと決めていたからです．だって，結果を出せなかった人の本など誰も見たくありませんからね．

幸い上記の条件は 2 つとも満たしましたが，学業成績については面接

でのアピールポイントにはしませんでした．なぜならば，それが裏目にでる可能性を考えたからです．これは面接官を経験した現在からみても，正解だったなと思います．

　著者の場合，CBT をアピールする人は少しだけ加点しています．なぜならば，いかに大変かというのが理解できるからです．ただ，冷静に考えてみてください．多くの医学生は 10 位以内に入っているわけではありませんし，CBT の結果などほとんど価値がないと考えています．そして，それは面接官になってからも同じです．そう，目の前にいる人にCBT の結果を一生懸命アピールしても，「無駄な努力お疲れさん」と思っているかもしれません．

　上記は CBT を例に挙げましたが，部活での優勝経験，留学経験，医学以外の分野での活動などすべてに当てはまることです．誰もが認めてくれることなど，この世の中にはありません．自分が良いと思っていることでも，他人にとっては悪いことかもしれませんし．アピールは絶対に必要ですが，それを相手が同じように評価するとは限らないということだけは肝に銘じておいてください．受け取り手の反応をちゃんと見て，自慢話にならない範疇にとどめておくべきです．なんだか難しいですか……？　でも，これができる人はかなり有利ですし，練習すれば誰でもできるようになりますよ．

●AMASAWA'S PEARL●

> **自慢とアピールを区別し，自己よがりでないアピールを目指す**

「新薬を開発してノーベル賞をとりたい」
「世界中の恵まれない子供たちを救いたい」
「今の医療問題をすべて解決するような活動をしたい」

すみません．これらを聞くと，先ほどの"優秀くん"の話などかわいいものです（笑）．稀ですが，G○○GLE の面接にでも来たのか？と思うくらいスケールの大きな話をする人もいます．きっと研修など眼中になく，いずれはなにかで大成するお心積もりなのでしょう．

果たして面接官は，「世界で活躍してくれる研修医をとりたい」と思っているでしょうか？ 否！少なくとも著者は，それを望む面接官に出会ったことがありません．どんなに素晴らしい夢を持っていても，病院が採用しようとしているのは"研修医"という立場の人です．よく学び，よく働き，トラブルを起こさないこと以上に求めるものはありません．

もちろん，大きな視点で考えることが悪いというわけではありません．むしろ，将来大物になるのはそういう人なのだろうと思います．ただ，研修医としては0点です．現場での経験がないのに大きなことを言っても，誰も相手にしてくれません．本気だとしても，せめて面接で言うのくらいは我慢しましょう．

面接する立場からすると，そういう人は「面白いなぁ」と思って採用したくなる気持ちもあるんですが，「2年間終わったらどっか行っちゃうんだろうなぁ」という目算も同時に立ちますし，思い切って採用した後にトラブルを起こされると「やっぱり止めておけばよかった……」と思ってしまいます．こうした苦い経験を一度でも経ると，今後同じような人はやっぱり採らないでおこうと守りに転じたくなります．

こうなった場合に採用されるのは無難な人の集団です．なんだか面白みがない気もしますが……，何年もやっていると「それでいいじゃないか」と面接官も思い始めるんですよね．結果的に，いかに個々が優れているかというよりも，協調性などが重んじられるようになるわけです．人気病院ほど，この傾向が強くなるように思います．本文でも説明したように，病院側にとってはリスクマネジメントが大事なことを認識しておいてください．

　以上，ちょっときついことも言いましたが，これも現実の一面だと受け止めてください(笑)．ただ，必要以上に恐れる必要はありません．面接官はあくまで"一緒に働きたい人"を探しているだけです．その大局さえ見失わなければ，大きく失敗することはないでしょう．

●AMASAWA'S PEARL●

> **研修医という立場の面接であることを忘れない**